いくつになっても転ばない5つの習慣

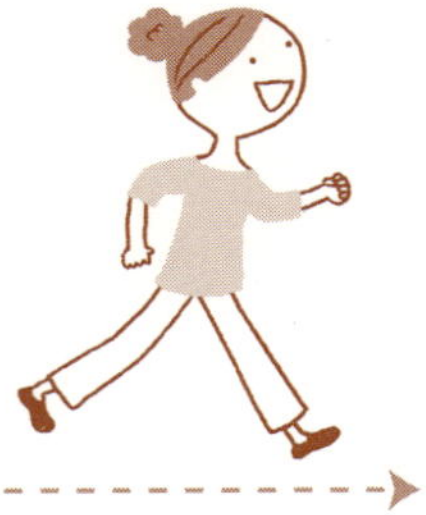

学校法人 日本体育大学
日体大総合研究所 所長
武藤芳照

青春出版社

はじめに…40代からは「転倒」は他人事ではありません！

まず、ちょっとお聞きしましょう。あなたはいかがですか？

◆40代になって筋肉の衰えを感じている
◆からだをあまり動かしていない
◆「転倒したら命取りだから、転んではいけない」と思っている
◆朝から晩までくつ下と靴は履きっぱなしである
◆最近よくつまずくようになってきた

じつは、すべてが「転倒」と無関係ではないのです。「転倒」というと、高齢者の問題で、若い人や働き盛りの年代の人には関係ないと思われているかもしれません。

自分では若さと健康を維持しているつもりでも、日々誰もが着実に老いへの道を歩んでいるのです。恐れてばかりでも仕方ありませんが、転倒がその後の人生を大きく左右することは多々あります。そこで本書では、「転ばない」ための5つの習慣をお教えします。誰でもできる5つの習慣だけで、あなたはいくつになっても「転ばない自分」でいられるはずです。

「いくつになっても転ばない」5つの習慣 ● もくじ

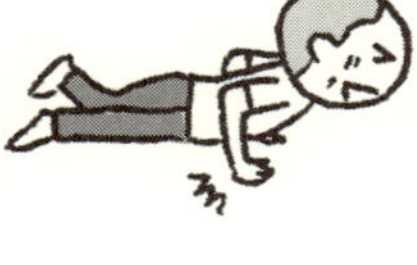

もくじ

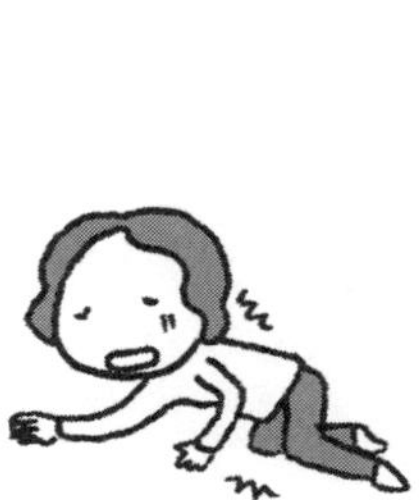

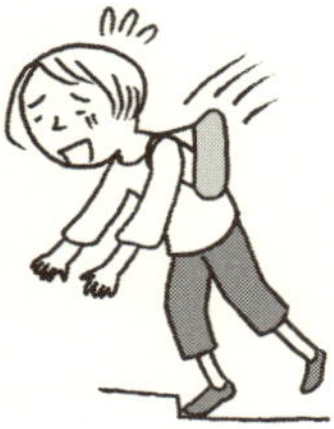

第2章 あなたのからだの転倒危険度をチェック！ 89

~11のポイントで「転びやすい人」がわかる~

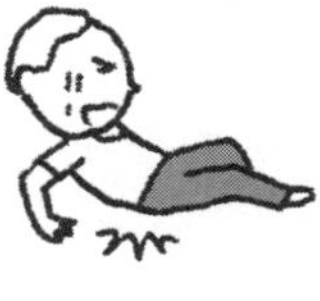

第3章 将来転ばないための5つの生活習慣

～できることから始めてみよう～　109

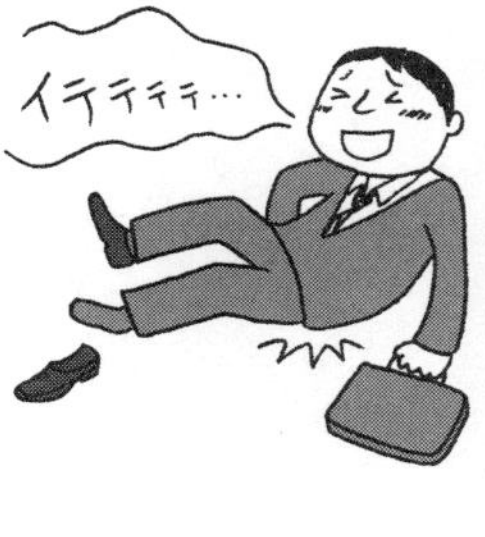
イテテテテ…

第5章 人生で転ばないために

~いくつになっても元気な人の気構え・心構え~

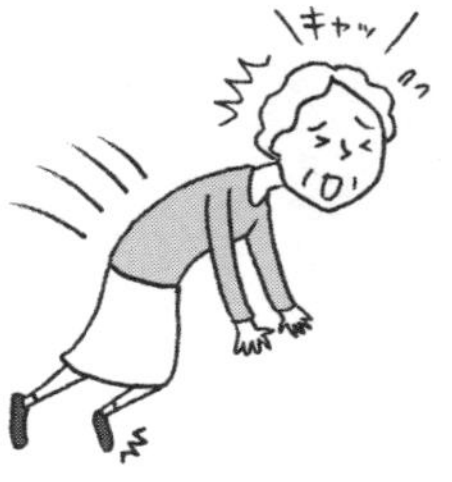

カバー＆本文イラスト／坂木浩子（ぽるか）
本文デザイン＆ＤＴＰ／ハッシィ

プロローグ

使わなければダメになる！

～老けたくないなら、40代からはここを知っておこう～

頭もからだも心もどんどん衰えている現代人
―使っていればサビません！―

ちょっと質問です。自宅の固定電話の番号が一瞬わからなくなったことはありませんか？　家族の携帯電話の番号はスラスラ言えますか？

「使わなければダメになる」「使わなければ使えなくなる」と言います。

英語では、「Use it, or lose it」、オフィスで使える英会話の例文の一つになっているほど、日本でも、外国でも日常的な言葉です。

人も物も、日々使わないとダメになります。物で言えば家電製品や自動車、様々な工場機械は、長期間使っていないと、不具合が生じて、動かなくなってしまいます。プリンターのインクつまりがよくあるトラブルの代表です。ラジカセやビデオデッキ、コンデンサー、バッテリーなども、通電していないと機能しなくなります。家も人が住んでいないとダメになるように、使っていないとキレイに長もちしそうですが逆な

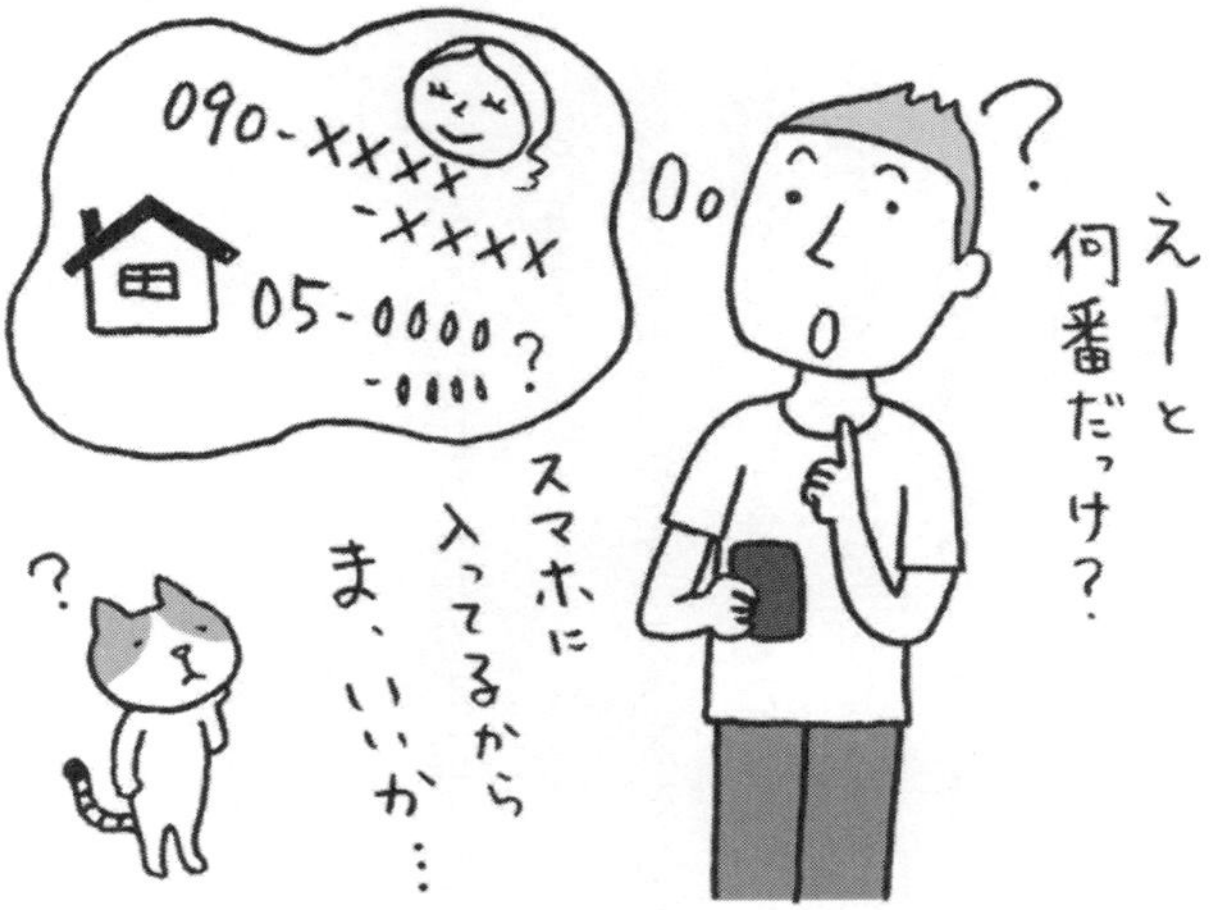
えーと何番だっけ？
スマホに入ってるから
ま、いいか…
090-xxxx-xxxx
05-0000
?

のです。

一方、人の頭もからだも心も、使わなければ動かなくなってしまうのです。

携帯電話やスマホに頼った生活を続けていると、自分の電話番号や自宅の固定電話の番号を思い出せなくなってしまいます。

英国人３０００人を対象にした調査結果では、**４人に１人（25％）が、自宅の固定電話の番号を思い出せない**ことが伝えられています。

家族や大切な人（恋人、ガールフレンド、ボーイフレンドなど）の誕生日など、重要な日付についても、携帯電話やスマホの登録機能に頼っていると、忘れてしまうのです。

いずれも脳の記憶機能を使っていないとその部分が適切に動かなくなってしまうことを表わしています。「スマホ認知症」「デジタル認知症」という言葉で警告が発せられているほどです。

からだの機能も同じです。朝起きてから夜寝るまで、家での日常生活、移動、職場での仕事、余暇などで、からだを使わない状態が続けば、骨・関節・筋肉などの運動器（からだを動かしからだを支える器官の総称）は、当然衰え、いずれ動かなくなってしまいます。

腕や脚の骨折などでギプス固定をして一定期間の後、ギプスをはずして見ると、すっかり細くなっています。動かさないことで筋肉が委縮したために起こる現象です。筋肉は、適度に使えば発達し、使わなければ委縮し、過度に使えば障害を起こします。ドイツの生物学者 ウィルヘルム・ルー（１８５０～１９２４年）が提唱した「ルーの法則」です。

心も動かしていない、つまり感動することがないと感動しなくなります。感性が鈍くなるからです。「感動」は感性が動くと書きます。心に響く音楽、詩、映画・演劇、

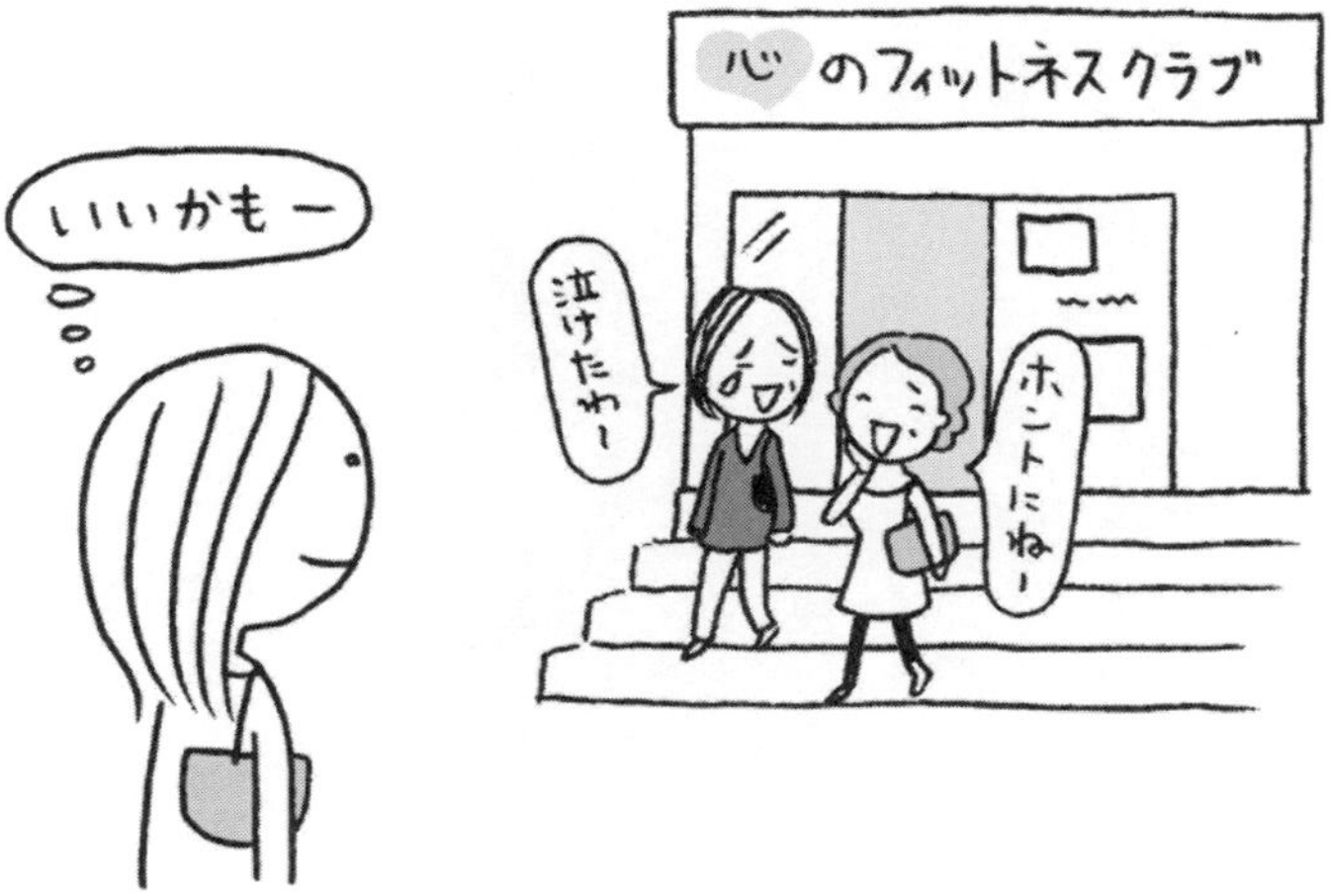
心のフィットネスクラブ
いいかもー
泣けたわー
ホントにねー

テレビドラマ、ラジオドラマ、小説、随筆に触れて、心が慰められたり、人間のあるべき姿を思い起こしたりする感動の営みが大切なのです。

今や、「涙活《るいかつ》」と言うイベントが普及し、意図的に感動の涙を流そうという活動が、共感を呼んでいます。からだを動かさなくなった現代人が、定期的にフィットネスクラブで運動するように、心を動かさなくなった現代人にとっては「心のフィットネスクラブ」が必要なのかもしれません。

いずれにしても、使わなければダメになります。それは、頭もからだも心もです。

あなたの骨と筋肉は坂道を転がり落ちるかのように！
―日本人の65％が慢性運動不足状態―

朝起きてから、夜寝るまでの一日の活動を振り返ってみましょう。

起床後、洗顔等して、食事。ご飯は炊飯器に自動的に炊かれています。食品を温めるのに電子レンジで「チーン」。お湯はポットの中。食事後、食器洗いは食洗器にお任せ。食後の歯磨きは電動歯ブラシで。トイレは洋式で腰掛けスタイル。家を出て職場へ。駅までは歩いて行くが、駅構内に入ったらエスカレーターかエレベーターを使って移動し、ＩＣカードの定期券を自動改札機に「ピッ！」とさせて通過。自家用車で通勤の人は、ドアツードアで移動となります。仕事場では、いったんデスクに向かうとひたすらパソコンのモニター画面とニラメッコして、キーボードを叩くために両手指を動かします。仕事の途中では、ランチとトイレに行く程度で、ほとんどイスに座りっ放し。

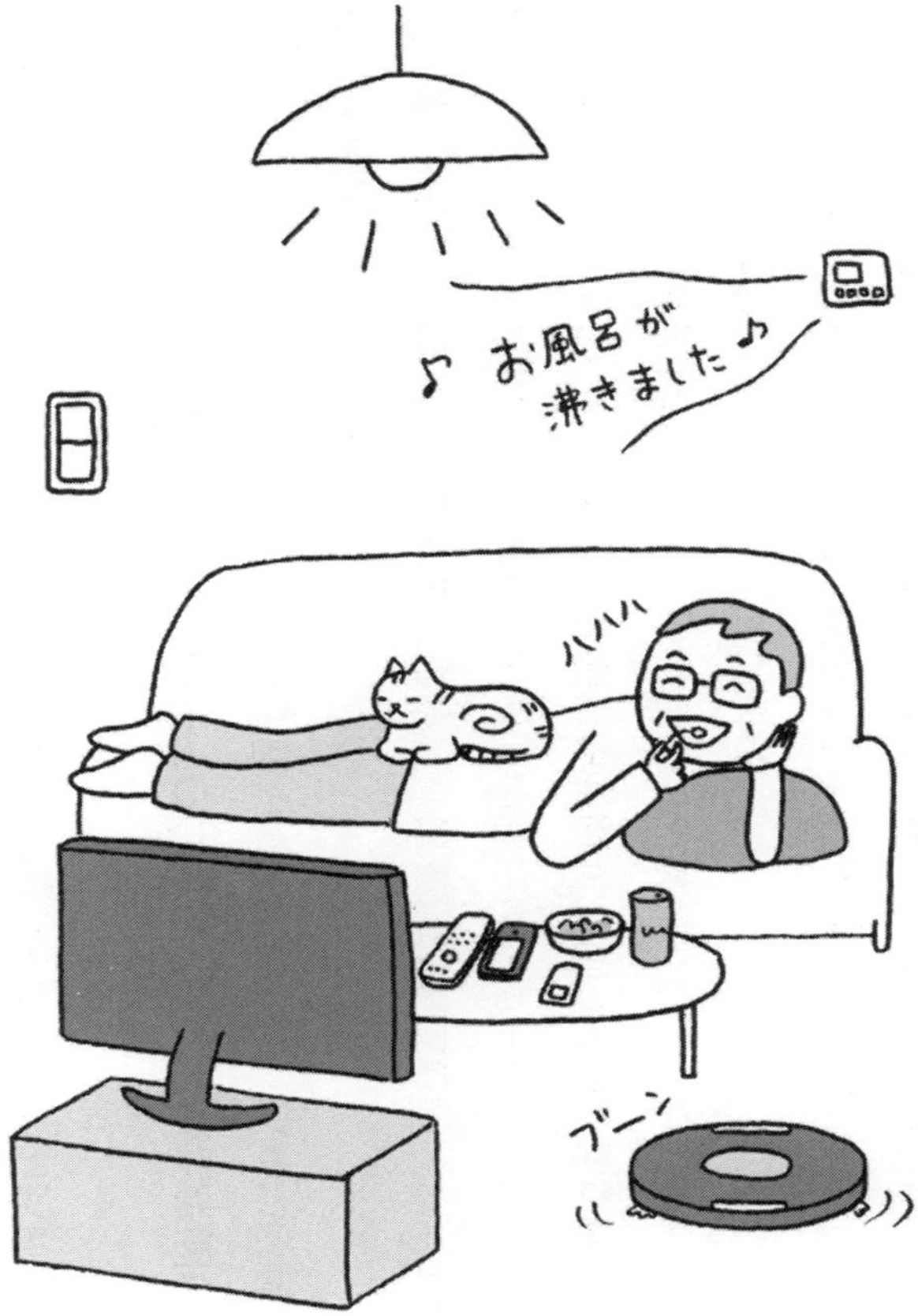
♪ お風呂が沸きました♪
ハハハ
ブーン

手を使う脚を使う、からだ全体を動かして、生活し、移動し、仕事をすることがどんどん減っているのが現代です。つまり、慢性的な運動不足状態がますます深刻化しているのです。

世界保健機関（ＷＨＯ）の統計でも、**日本人の15歳以上の約65％が運動不足となっている**ことが示されています。ここで言う運動不足は、ジョギングなど適度な運動が1週間に30分未満のレベルです。

夕刻、朝と逆方向で同様の移動手段で帰宅。夕食後は、テレビのスイッチをリモート・コントロールスイッチで「ＯＮ！」お風呂を沸かす時もボタン一つ。お掃除ロボットも大活躍。なるほど、実に便利で快適な生活を過ごせるようになりました。

しかし、こうした生活を続けていると、便利さと快適さ故に、からだを使っていないことに無関心になってしまうリスクがあるのです。

日本人の一日当たりの平均歩数は、男性約７１００歩、女性約６１００歩（平成22年「国民健康・栄養調査結果」）。一般に健康維持のために必要な運動量が1万歩（週当たり約２０００キロカロリー分、1日当たり約３００キロカロリー分の身体活動

図1　日本人の肥満の割合の変化

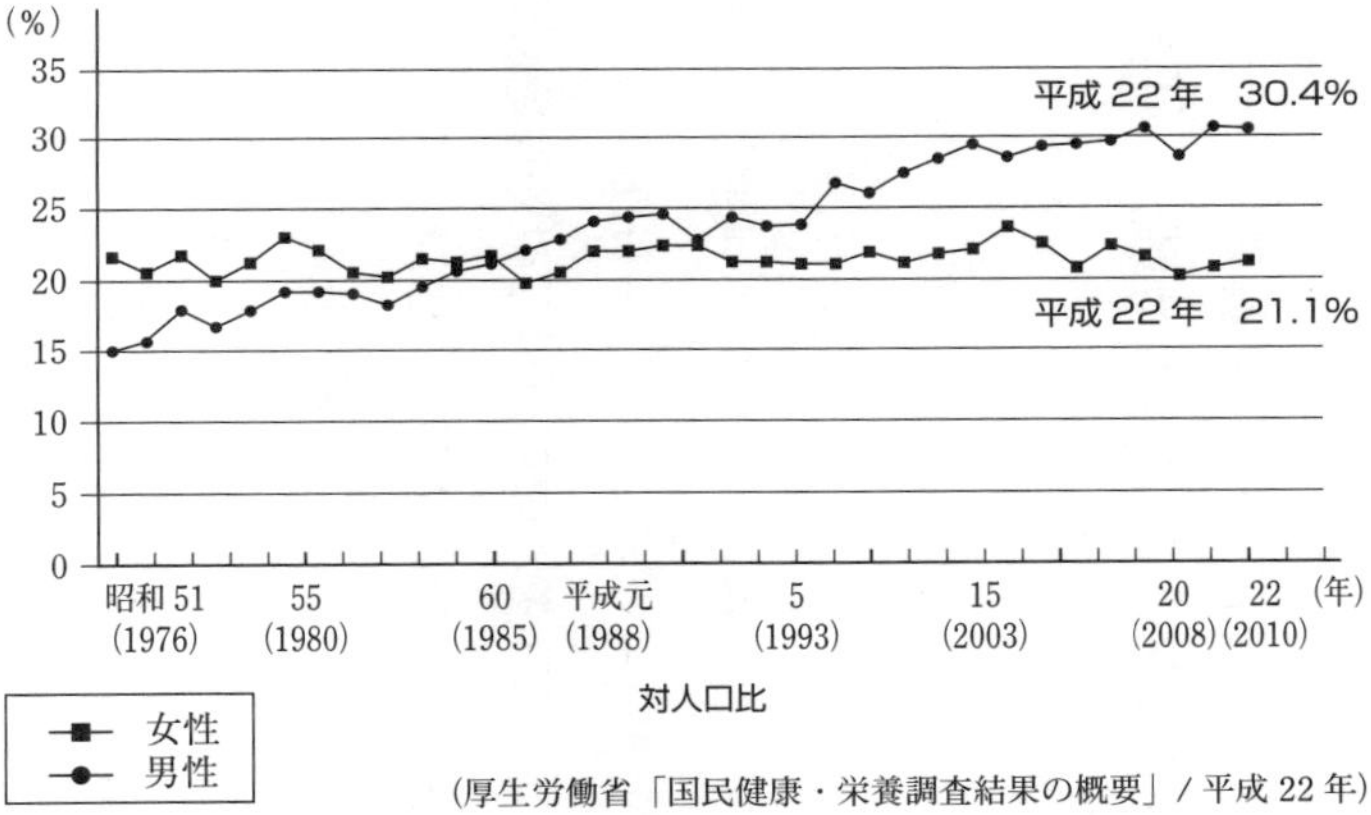

（厚生労働省「国民健康・栄養調査結果の概要」/ 平成22年）

量が約1万歩という根拠）とされていますが、男女ともに程遠い状態です。

しかも、この運動不足の傾向は社会全体の機械化、自動化の拡大で、ますます強くなっています。

たとえば、現在の日本人の肥満は、男性30・4%、女性21・1%です。年代別では男性で50歳代が37・7%と最も高く、次いで40歳代が35・2%で、まさしく名実共に「中年太り」を示しています。

昭和51（1976）年からの30年余りの推移を見ると、男性は肥満の割合がほぼ倍増していますが、女性はほぼ横ばいの状態が続いています。女性の方が運動不足、肥満、体型、健康などに対する意識が高いことが、要因の一つかもしれません（図1）。

このように、肥満に象徴される、運動不足状態が長年持続し、その改善傾向が見られないとなれば、前に述べたように、「使わなければダメになる」の言葉通りに、からだの機能は着実に衰えてくるのです。

とりわけ、**からだを動かしからだを支える運動器の主体である骨、筋肉は、運動という刺激が少ない状態が長く続けば、どんどん衰え、細くなり、力も弱くなります。**

つまり、日本人のライフスタイルの変化が、運動不足状態を作り出し、それが長期にわたり持続することで、まるで石が坂道を転がり落ちるかのように、骨・筋肉の太さも力も次第に衰弱・低下していくのです。

「體」：豊かな骨はからだを作る
―骨はからだの基本―

「骨へんに豊と書いて何と読むか？」と質問したら、ある学生は「ハモ」と答えてくれました（!?）。ハモは魚へんに豊、鱧です。骨へんに豊の読みは、「からだ」です。名は体を表わす通り、骨が丈夫でしっかりしていることは、骨も筋肉も関節も脊椎《せきつい》も丈夫でよく動くことを示しているので、しっかり運動・スポーツ・身体活動ができ、健康なからだを作り上げている証しなのです。

成人のからだの中、頭の先から足のつま先まで、色々な形と大きさの骨が組み合さっています。その数は、合計２０６個です。

子どもの時には、まだ十分に一つの骨に固まっていない部位があり（頭蓋骨《ずがいこつ》や骨盤など）、そこは軟骨で結び付けられています。12歳から18歳位の間に次第に固まって一つのしっかりした骨になります。したがって、子ども時代は、軟骨の多い「軟骨人間」とも言えます。この時期にその軟骨を過度なスポーツで痛めると骨の成長を損ねたり、動きを悪くしたりすることもあるので注意が必要です。子どもの軟骨を傷つけるような無理な運動・スポーツは禁物です。

骨は黒板に使う固いチョークのような形と構造と考えている人が意外に多いのです

が、実は骨もからだの大切な器官の一つであり、当然のごとく生きています。つまり**骨の中にある細胞が常に新陳代謝を営んで、健康な形と構造の骨を保っている**のです。

骨は、からだにとって重要な役割を持っています。

第1には内臓を守ること。頭蓋骨は大切な脳を守るヘルメット。胸郭《きょうかく》(胸骨と肋骨)は、鳥かごのような形で、肺や心臓、大きな血管を守っています。背骨は、脳からつながる神経の束(脊髄《せきずい》)を守っています。鉛筆の芯を囲む木の部分と同じ役割りです。

第2は、からだを動かす軸の役割。歩く、走る、投げるなどの運動かモノを取る、運ぶなどの日常生活の中のからだの動きはすべて筋肉が収縮することで、筋肉がついている骨が動くことによって初めてできます。

第3は、からだを支える役割。背骨は、たくさんの骨(椎骨《ついこつ》)が結びついて一つの支柱を作っています。ゆるやかな前方・後方凸のカーブを形づくって、バランスを保ちつつ、直立二足歩行をする人間のからだを支えています。また足の骨は、アーチ型の橋のような形を作って、全体重を支えると共に、歩く、走る、跳ぶなどの動作によって生じる衝撃を吸収しています。

図２　骨はこんなに働き者！

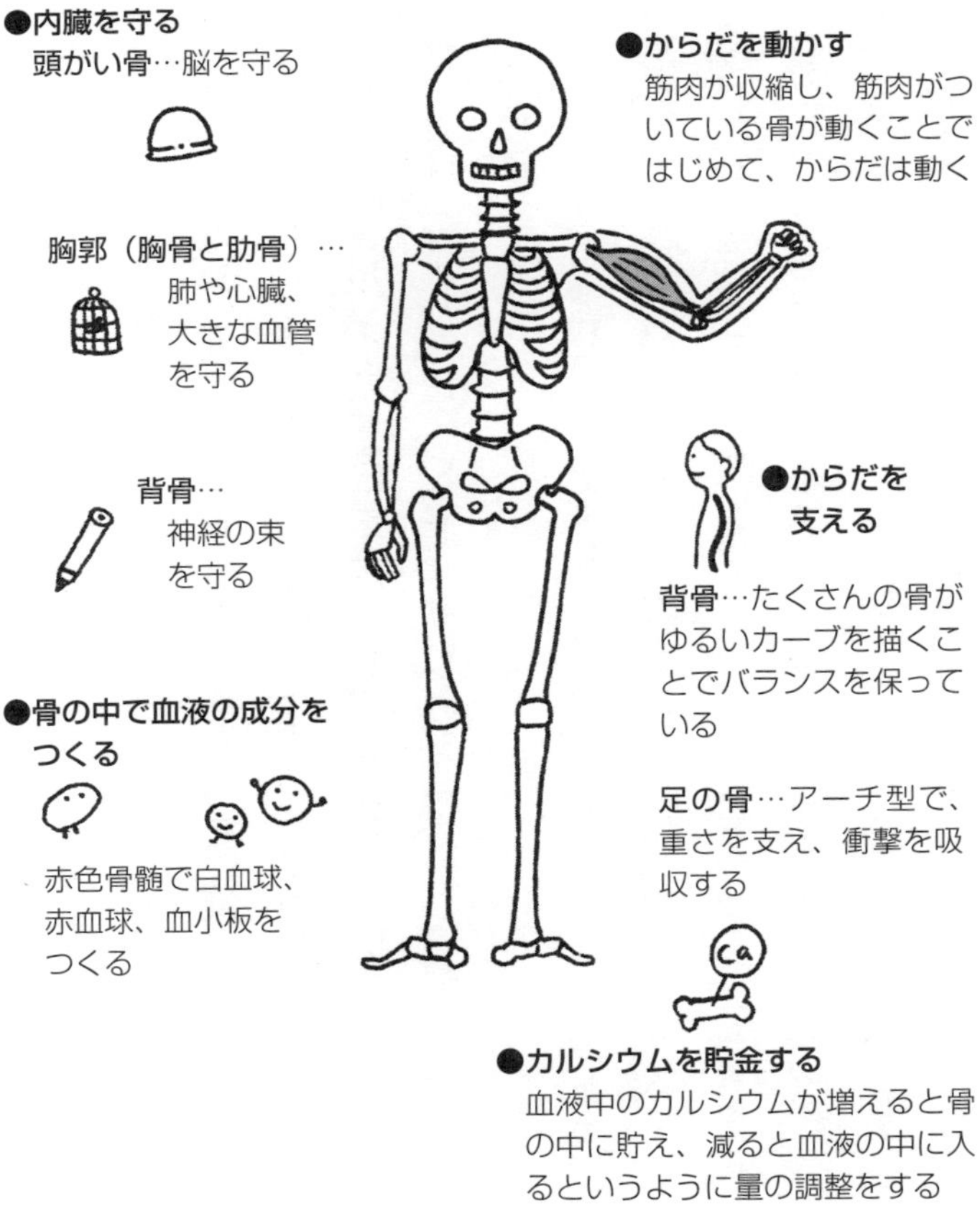
●内臓を守る
頭がい骨…脳を守る
胸郭（胸骨と肋骨）…
肺や心臓、
大きな血管
を守る
背骨…
神経の束
を守る
●骨の中で血液の成分をつくる
赤色骨髄で白血球、
赤血球、血小板を
つくる
●からだを動かす
筋肉が収縮し、筋肉がついている骨が動くことではじめて、からだは動く
●からだを支える
背骨…たくさんの骨がゆるいカーブを描くことでバランスを保っている
足の骨…アーチ型で、重さを支え、衝撃を吸収する
Ca
●カルシウムを貯金する
血液中のカルシウムが増えると骨の中に貯え、減ると血液の中に入るというように量の調整をする

第4には、骨の中で血液の成分を生成すること。赤色骨髄では、赤血球、白血球、血小板が作られます。つまり、実質的な血液製造機の働きを有しているのです。

第5には、カルシウムの貯蔵庫の役割、血液中のカルシウムの量が増えると、ホルモンの調節により、カルシウムは血液中から骨の中に入って貯蔵されます。一方、血液のカルシウムが減ると、これもホルモンの調節により、カルシウムが骨から血液中に入り、常に血液中のカルシウム濃度は一定のレベルを保たれています。

このように、骨は人間のからだにとって、動いている時ばかりでなく、非常に大切な役割を持っているのです。

「筋骨たくましい」は、しっかりした丈夫なからだのほめ言葉です。「骨がある」「骨っぽい、「気骨」という表現は精神や考え方、思想と行動がしっかりしていることを意味しています。からだを使って一生懸命働くことは「骨身をけずって」「骨をくだく」「骨身を惜しむ」などと言う表現もあるように、骨の特徴がよく示されています。

骨はからだの基本です。したがって、中高年でその骨が弱くなったり、骨折してしまうと、からだを保つことができなくなります。豊かな骨はからだを作る、もろく弱い骨は、弱ったからだを招くことになるのです。

転倒を招くバリアフリーの落とし穴
―危ない施設・住宅とは？―

障害者や虚弱な高齢者などの社会生活上の弱者が、普通の暮らしをし、普通の社会生活を送る上で、支障となる障壁（バリア）のない（フリー）状態が、バリアフリーです。その障壁は、一般的には、物理的・構造的バリアが思い描かれますが、一人ひとりの内にある心のバリア、意識のバリアを取り除くことが、より重要でしょう。

ところで、年老いた父親、母親の介護が大変となり、いろいろ悩み、家族で相談した上で、高齢者福祉施設への入所を決めることがあります。

その場合、その施設が「バリアフリー施設」と聞かされると、本人も家族も安心します。また、その施設の職員も誇らしくそのことを語るようなことがあります。

バリアフリー施設なので、玄関は自動ドアで幅広く作られており、通路も幅広く両側に二重の手すり（高齢者用と低い子ども用）が付けられています。トイレの入り口や内部は広く、洋式便所で手すりが備えられています。通路と居室の間の段差はなく、居室内には低床のベッドが置かれています。上下階にはエレベーターを使って移動でき、ヘルパーさんが諸々のお世話をしてくれます。

こうした説明を聞くと、高齢者本人も家族も「これで大丈夫！」と大いに安心するものです。

そのこと自体は間違っていません。高齢者の福祉施設や住宅のバリアフリー対応が重要であることは確かですが、実はそこに落とし穴があることに注意が必要なのです。

「使わなければダメになる」。

人間のからだは、朝起きてから夜寝るまで、普段の暮らしの中で様々な形でからだを使うことで、骨・筋肉などの運動器をはじめ諸機能が保たれています。しかし、**バリアフリー施設・住宅で生活することに安心してしまい、次第にからだを使わないことに慣れきってしまうと、当然、運動器の機能は衰え、骨も筋肉もやせ細り、弱くな**

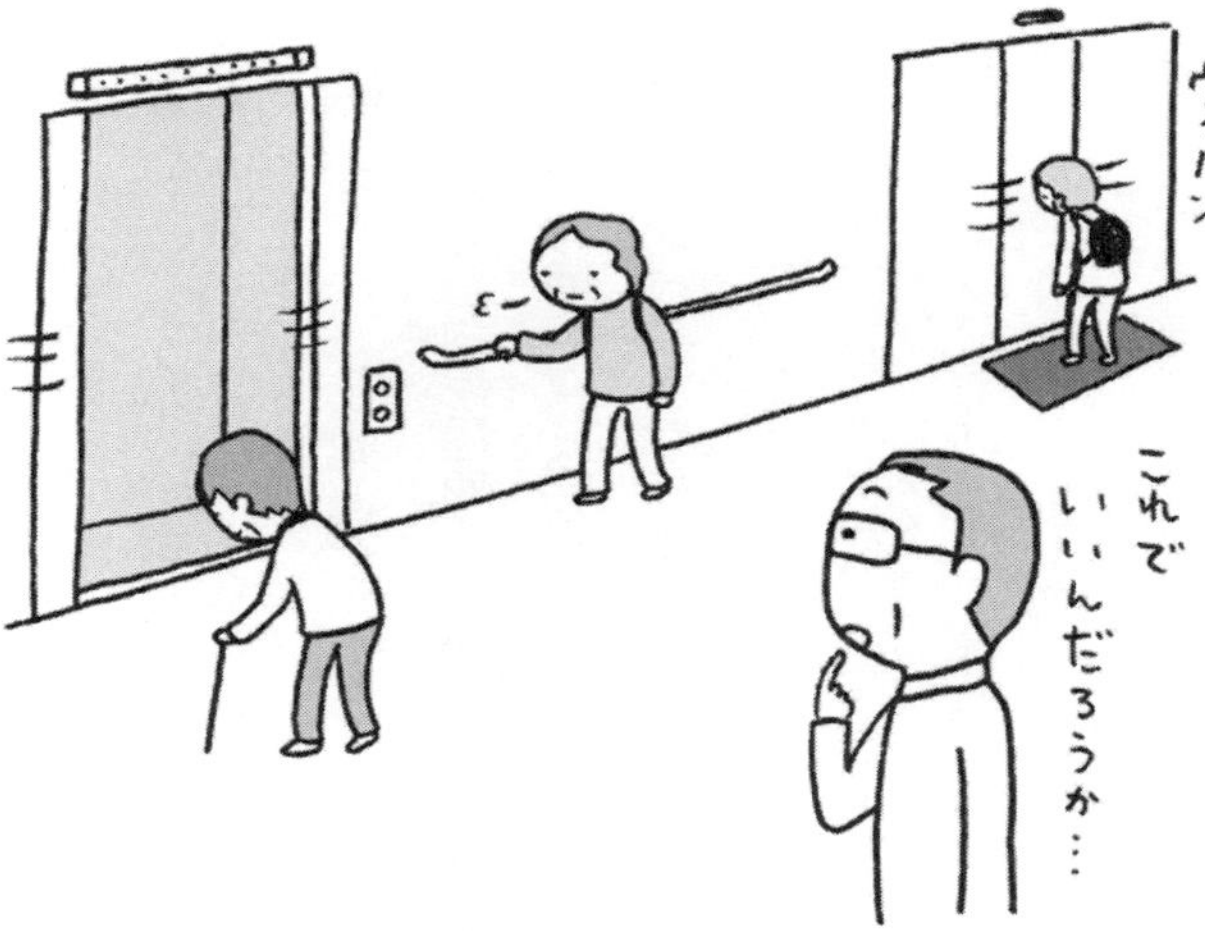

ってしまいます。

実際、私たちの研究仲間がある福祉施設の入居者の脚力(私たちが推奨している「健脚度」®（登録商標）：あるく、またぐ、昇って降りる動作で脚の老化度、転倒回避能力を評価するもの）を測定し、同年代の比較的元気な高齢者と比較したところ、施設入居高齢者（入居して1カ月〜25カ月）では歩くのが2倍以上遅く、またぐ力は1/2、40センチの台を昇って降りる力がほとんどないことがわかりました。

つまり、バリアフリー施設の中で、朝から夜寝るまで、歩く、またぐ、昇って降りるというごく基本的な移動動作をしっかり回数多く、こなすことがない分、どんどん足腰が弱くなり、皮肉なことにむしろ転倒しやすい状況が生まれていたことになります。

したがって、バリアフリー施設・住宅にはこうした落とし穴があることを認識して、日常生活の中でしっかりからだを動かす、定期的に適度な運動プログラムを組み入れるなどの工夫・配慮が必要です。

典型的な日本家屋で、あがりがまちのある玄関、はき物の着脱、畳の上で座って生活する、布団で寝て起きたら押入れにそれをしまい、廊下をぞうきんで掃除する、和式トイレでしゃがむなどの暮らしが、実は、日本の高齢者にとっては、自然な足腰の訓練になっていたのかもしれません。

バリアフリー対応が大切なことは間違いないのですが、ハード面のバリアフリーばかりでなくソフト面の心・意識のバリアフリーをさらに広める必要があります。その一方、物理的・構造的バリアを取り除く対応については思わぬ落とし穴があり、時には適度な刺激となるバリアフリーの発想も必要であることを認識することが大切でしょう。

転んだら、おしまい？
―よかれと思ってのひと言が悲劇の始まり―

「転んだらおしまいだから！」としばしば耳にします。その言葉が高齢者自身の口から出ることもありますが、むしろ高齢となった母親・父親の世話をしている実の息子さん、娘さんが、親に向かって、投げかけることが多いのです。

たとえば、「お母さん、転んで大ケガして、脚の骨折でもしたら大変だから気をつけてよネ。もし、入院して手術にでもなったら、誰が面倒みると思っているのよ。転んだらおしまいだから！」などと母親が子どもを叱るかのように、娘さんが実の母親を叱ります。

それを聞いた母親は「転ばないように、転ばないように。転んで骨折でもしたら、娘たちに迷惑をかけて大変。転んだらおしまいだから……」とつぶやきつつ、日常生

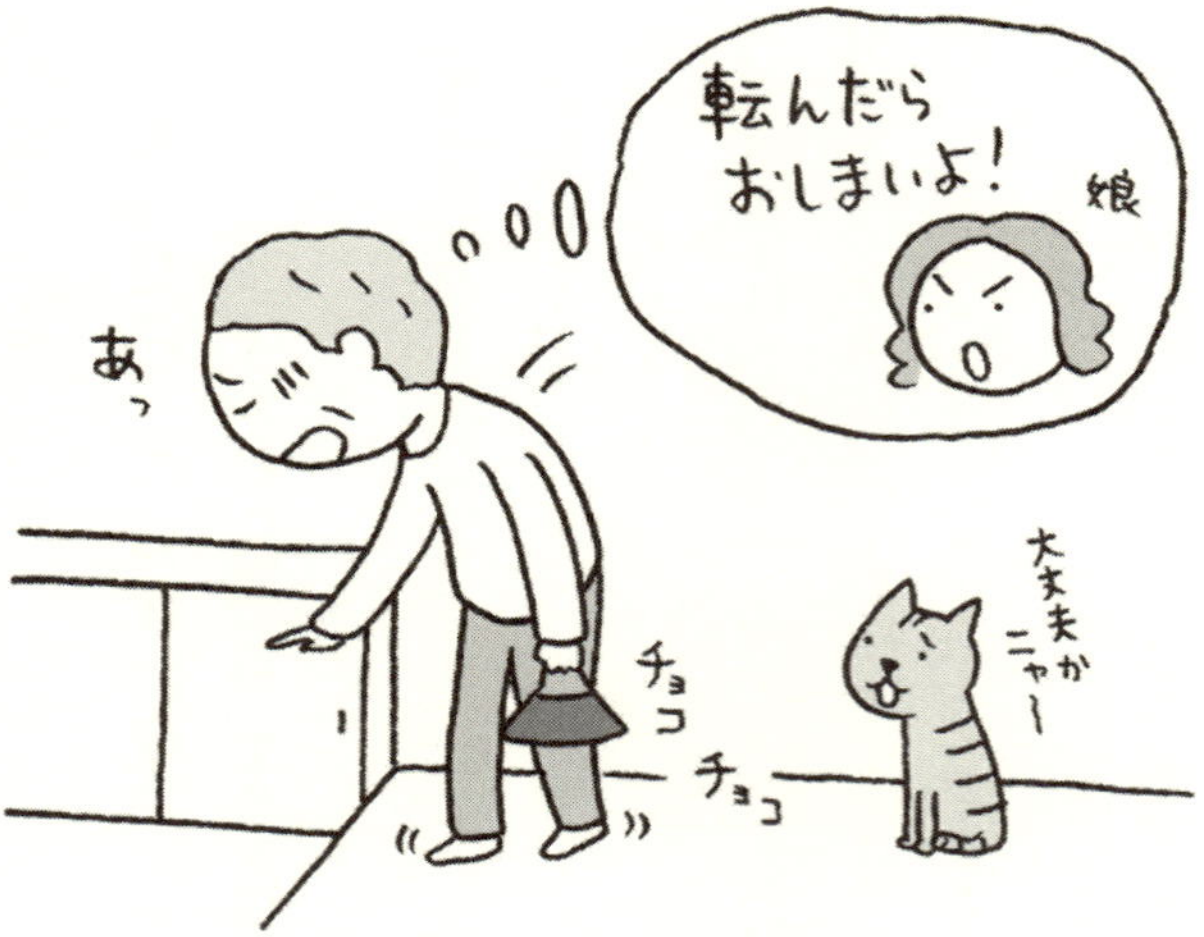
転んだら
おしまいよ！
娘
あっ
チョコ
チョコ
大丈夫か
ニャ〜

活の行動を抑制するようになり、からだを使うことが次第に減っていき、結果衰えていきます。そして、転ぶのです。

書家の小畑延子さんは、子どもの頃、機械に巻き込まれて、両腕の半分を失ってしまったにもかかわらず、その苦境を乗り越えて、立派な書の作品を世に出し、活躍されています。手指を失っているので、残された両腕で太い筆を抱えつつからだ全体で骨太の凛々しい文字をしたためます。とりわけ「転んだら起きればいいや」の作品が素晴らしいのです。

躍動感あふれる作品から、小畑さんの人生哲学が見事に表現されています。決して

「転んだらおしまい」とはとらえない、明るくたくましく前向きな姿勢が心を打ちます。

確かに、転倒はしない方が良い。転倒して骨折や頭の大ケガをするようなことは避けたい。しかし、**万一転倒した場合には、その痛み、ケガがあっても、それらはいつか必ず治り、また元気を回復できるという意識を抱き続けることが大切なのです。**

「転んだらおしまい！」と認識していることが、結果として「おしまい」に至る消極的な時間、日々を過ごさせてしまい、結果、からだも心も衰えさせてしまうのでしょう。

転ばぬ人生で、棺おけまで歩いて行こう！
―死ぬまで寝たきりにならないために―

2012年の日本人平均寿命は、男性79・94歳、女性86・41歳です。男性は過去最高値で、1．アイスランド（80・8歳）、2．香港（80・6歳）、3．スイス（80・3歳）、4．イスラエル（80・0歳）に次いで5位、女性は、香港（80・3歳）

を抜いて世界一に返り咲きました。

一般的には、65歳以上が高齢者とされています。「老後」（ロウゴ）と言うくらいだから「65」で良いという人もいるかもしれませんが、現代の感覚からすれば、「65歳から高齢者」は違和感のある人が多いでしょう。これだけ寿命が伸びてきたのですから「70歳から高齢者」と主張するのも無理ないことですよね。

いずれにしても、毎年誰もが1年ずつ年を重ねていきます。実に公平な現象です。「年をごまかす」ことはできますが「年を重ねる」ことを止めることは、誰もできません。

したがって、どんなに若く元気であった人も、間違いなく年を重ね、老い、次第に体力も衰えていきます。だからこそ、生きている時はピンピンして、死ぬ時はコロリと旅立ちたいというＰＰＫ（ピンピンコロリ）の言葉（今や長寿日本一となった長野県の、かつて多かった脳卒中の予防に向けた保健活動の標語）は、皆の心に響くのでしょう。

転倒して大腿骨《だいたいこつ》の骨折をしたり、頭を打って脳の血腫ができたりして、入院・手術、さらには要介護、寝たきりになれば自身も辛いし、家族にも大きな迷惑をかけることになります。

そうならないように、ピンコロ地蔵（長野県佐久市）にお参りして、ぴんころグッズ（まんじゅう、最中、酒、そば、クッキー、のれん、座布団、耳かきなど）を購入して、ご利益にあずかろうという高齢者やその家族は後を絶ちません。

ポックリ大師（横浜市緑区、福泉寺）や全国各地にあるポックリ寺、ポックリ観音、ポックリ不動などに祈願する人々もまったく同じ心境でしょう。

そうした営み自体を否定はしません。ただし、お地蔵さんにお参りしたり各種ＰＰＫグッズを携帯してさえいれば、元気な老後が保障されるわけではありません。やはり若い時からからだをよく動かしてバランスの良い栄養・食事に注意して、精神的ストレスを溜めない生活を保つように工夫することが必要です。

一般財団法人運動器の10年・日本協会（河合伸也理事長、東京都文京区）が、かつて健やかな運動器のキャンペーンの標語を一般公募したことがあります。最優秀作品は、今も用いられている「動く喜び　動ける幸せ」です。最終的には、惜しくも選に

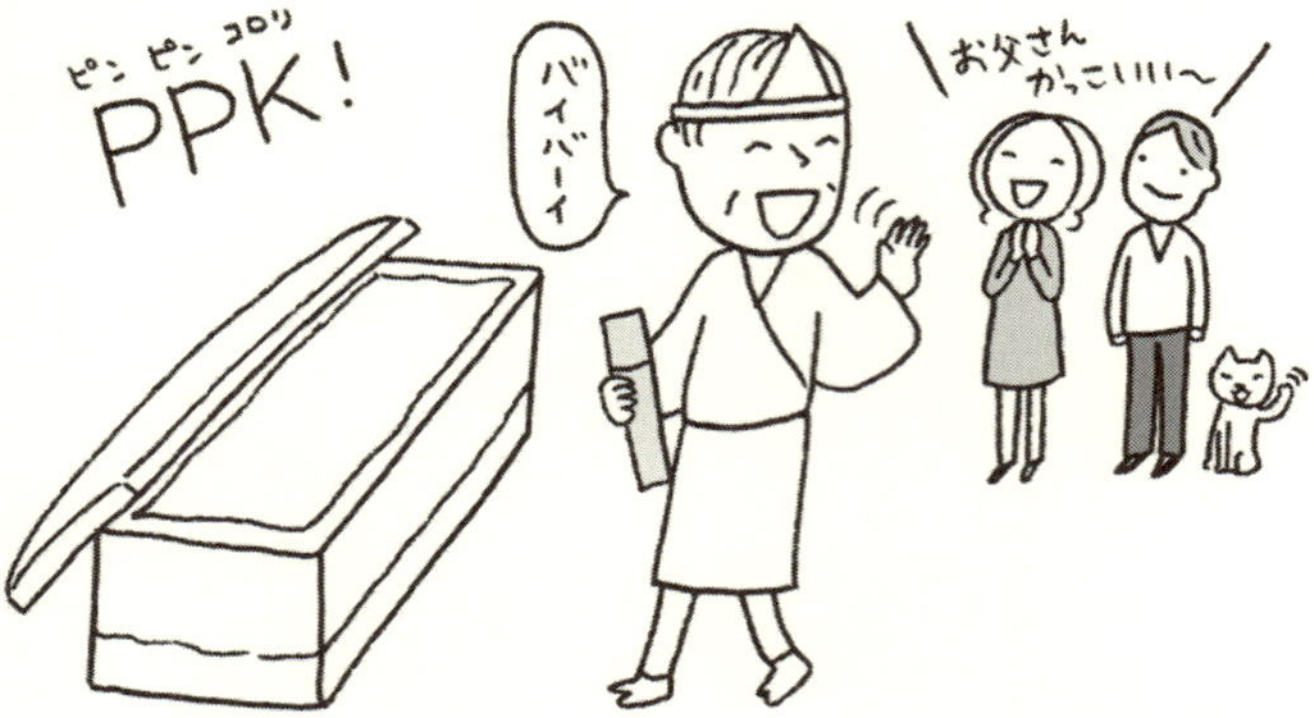

もれましたが、なかなか面白い句が、「棺おけまで 歩いて行こう！」です。

実際に亡くなった方が、棺おけまで歩いて自分の脚でその中に入ることはあり得ません。しかし、そのくらいの気持ちと意欲を抱き、日々からだを動かし、明るく元気に生きていこうという希望の込められた作品だと思います。

一度や二度転んでも起き上がる意欲と希望は失わない。人生七転び八起き、人生では転ばない。健やかで実りある人生の日々を過ごし、棺おけまで歩いて行こう！

第1章

転ぶのは なぜ怖いのか

～〝知る〟が予防の第一歩～

転倒は、「恐怖の世界」への入り口

「お隣のおばあちゃん、転んで太ももの骨折をして入院したそうよ。手術してリハビリ中だって。お世話が大変だって、奥さんがこぼしていたわ。本当に転倒は恐いわネ～」「大学のラグビー部の先輩のTさん。80歳まで元気にいろいろやっていたけれど、この前の雪の日に外で転んで頭を強く打って大ケガして亡くなったって。転倒は恐いナ～」などという話がしばしば伝えられます。

確かに、転倒して重い後遺症が残ったり、からだの機能が低下したりして、前の元気な生活に復帰できないことがあります。また、状況が悪い場合には、「転倒死」という最悪の不幸な事態を招くこともあります。

そうした意味で、転倒は「恐怖の世界」への入り口なのかもしれません。

ただし、「彼を知り、己を知れば百戦殆《あやう》からず」（孫子）。転倒の本質とその結果起こるケガなどを知り、自身のからだのことを知れば、「恐怖の世界」に一条の光が強く差し込み、自信と希望と意欲がわいてくるはずです。

(1) 骨折（転倒・骨折の3つのパターン）

転倒・骨折の要因は2つあります。第1は、転倒しやすい、転びやすいこと、第2は骨折しやすいこと、骨がもろく弱いこと。ほとんどの場合は、転倒して骨折をきたしますが、時には、転倒をしないにも関わらず、元々骨がもろくなっていたところに立ったまま何かの拍子で骨折し、骨折したために転倒する例もあります。前にも述べた通り、成人のからだの中には206の骨がありますが、転んで強い衝撃が与えられれば、どの骨でも骨折をきたす可能性があるのです。

ここで「転ぶ」という言葉を明確にしておきましょう。通常、転ぶ＝転倒ですが、厳格に言えば、平面の床面で滑ったり、つまずいたりして転ぶことを「転倒」、階段や坂道、スロープなど高低差のあるところをからだの一部を接しながら転がり落ちるのを「転落」、ベッドや踏み台、建物などの高低差のあるところからからだが接しないで落下するのを「墜落」とします（東京消防庁の定義より）。名は体を表わすので、言葉を明確にすると、状況がはっきりするため、以後はこの定義を用いて述べていくことにします。

転倒・転落には、主に前方、側方、後方への3つのパターンがあります。前方に転べば、手首の骨折（手関節の橈骨《とうこつ》遠位端骨折）、側方に転べば、大腿骨《だいたいこつ》の骨折（股関節部：大腿骨近位部骨折）、後方に転べば脊椎《せきつい》の骨折（胸椎や腰椎《ようつい》の圧迫骨折）を起こすことが多いのです（図2）。もちろん、その他にも、その時の状況によって転んでいろいろな部位に骨折を起こします。

高齢者では、骨が弱くもろくなっていく骨粗しょう症を基盤として、転んで手首、肩、背骨、大腿骨の骨折をきたすことが多く、特に**大腿骨近位部の骨折は、入院、手術、リハビリテーションと時間がかかり、お金もかかる骨折です**。本人のからだも痛い、心も痛い、家族のサイフも痛いという転倒による骨折では、もっとも重篤《じゅうとく》なものです。

よく転倒→骨折→寝たきり・要介護の一連の流れで語られる骨折が、この大腿骨近位部骨折、その中でも特に大腿骨のつけ根の内側の頸部《けいぶ》と呼ばれるくびれた部分の骨

図２　転倒により起きやすい骨折

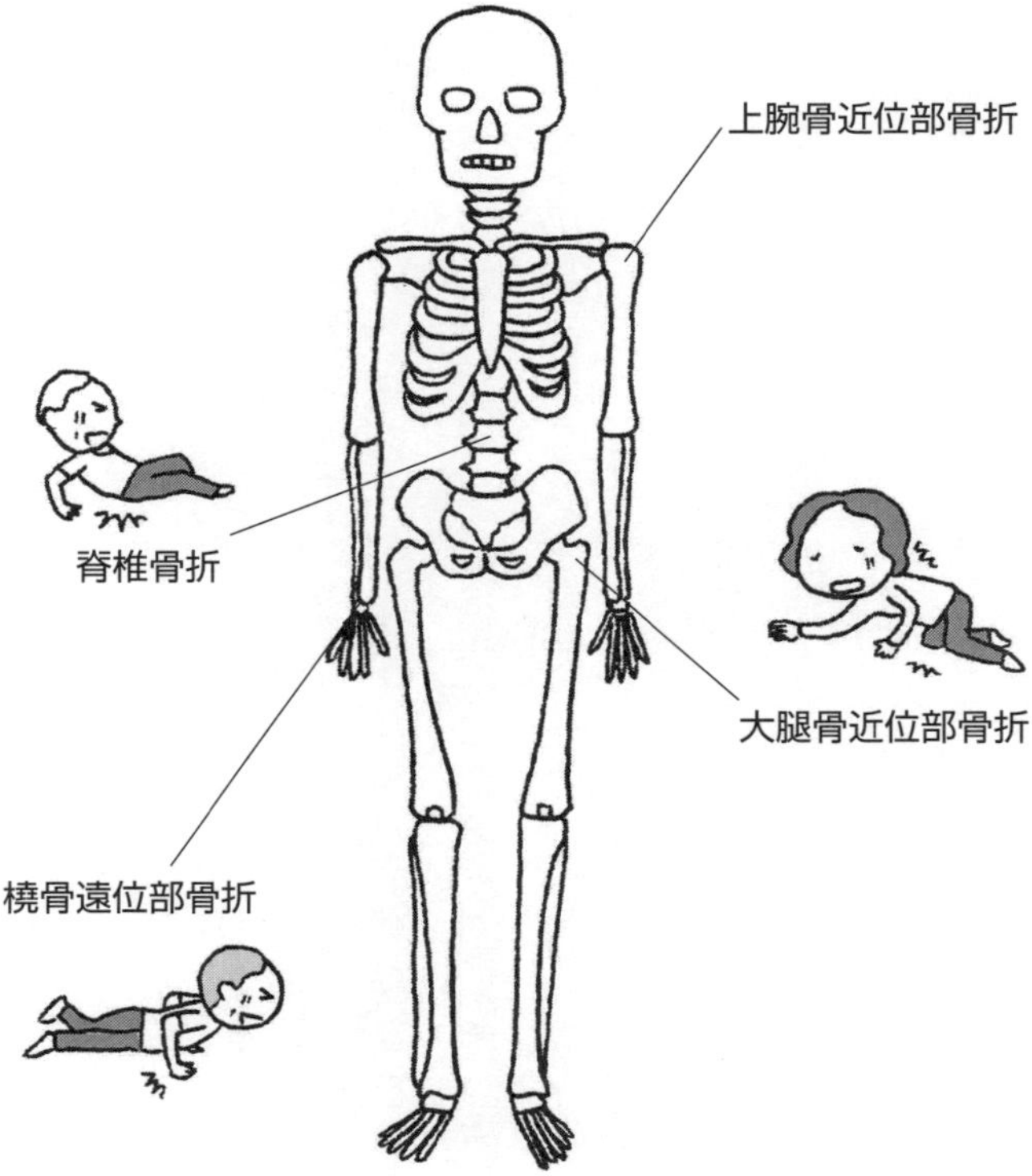

折（大腿骨頚部《けいぶ》骨折）です。治るのに約3カ月間、入院・手術に平均約150万円かかると言われます。

前方に転んで手を突いて手首の骨折（橈骨《とうこつ》遠位端骨折）をきたした高齢者が、何年か後に、側方に転んで大腿骨頚部骨折を起こす例が少なくありません。2013年8月、三笠宮妃百合子さま（90）が、宮邸で転んで左大腿骨頚部骨折をきたして手術を受けました。実は、1997年にも右の大腿骨骨折をして手術を受けています。このように、片側の大腿骨頚部骨折を起こすと、しばらくして反対側の同じ骨折をきたす例があり、転倒・骨折の負の連鎖をつくらないために、いかに転倒を予防するかが重要なのです。

(2) 頭のケガ（よく酒を飲む中高年男性必読！）

頭のケガにもいろいろあります。頭のケガは、頭蓋骨《ずがいこつ》のケガ、脳のケガなど。転んで起きる頭のケガで、特に注意が必要なのが慢性硬膜《こうまく》下《か》血腫《けっしゅ》です。

頭蓋骨の下、脳実質《のうじっしつ》との間に、硬膜、くも膜、軟膜の3枚の膜があり、脳を包んでいます。転んで頭を打つなどの衝撃により、硬膜の下、くも膜との間に出血して血液が溜まり血腫ができるのが、硬膜下血腫です。頭を打って3日以内にできるのが急性、3週間以上してからじわじわと血液が溜まって血腫ができるのが慢性です。

転倒との関係で特に重要な「慢性硬膜下血腫」というのは、その時、本人はそれほど頭を強く打ったと思っていないこと、頭を打った直後1～2週間は何ら痛みや、神経症状がないこと、頭を打ったこと自体も忘れてしまっている側が少なくないなどの特徴があります。

若い頃からよく酒を飲む50代後半のサラリーマンＴ氏。ある日の夜更け、はしご酒をしてほろ酔い気分で最終電車に乗ろうと急いで階段を降りた時にすべって転んで軽く頭を打ちました。特に痛みも強くなく、コブもできていないので、そのまま帰宅。翌朝も何の変化もないので特に医者に診てもらうことなく過ごし、仕事、仕事ちょっと一杯の日々が続いていました。

1カ月後あたりから、歩くとちょっとフラフラする感じと物忘れがひどい、疲れやすい、頭痛もあります。どうもおかしいと会社近くの病院の脳神経外科へ。診察検査の結果、「慢性硬膜下血腫です。午後、手術をしましょう」と言われビックリ！　局所麻酔で頭蓋骨に穴を穿《あ》けて溜まった血液を抜き出してもらったら、術後、間もなく症状は消えていきました。

若い頃から多く酒を飲む男性は、高齢者の脳が委縮しているのと同じように脳が委縮していることが少なくなく、そのため脳とくも膜の間のスペースが拡大し、血管がぴんと張った状態となりやすく、その分切れやすく血腫を作りやすいとも言われています。いずれにしても、頭を軽く打った場合でも、その後3週間～1カ月は、いろいろな症状やからだの変化が現れた時には慢性硬膜下血腫の可能性を考えることが必要です。この知識を多くの人が知っていることが大切です。

（3）転倒恐怖（不安が負の連鎖をつくる）

我が国の高齢者では、1年間に自宅で12・4％（男性8・2％、女性16％）、屋外で11・4％（男性8・5％、女性13・7％）が転倒を経験しています（平成17年版「高齢社会白書」）。

自宅でも屋外でも女性高齢者の方が男性高齢者よりも転倒する率が高く、時に自宅では約2倍です。いずれにしても、転倒は高齢者が日常的にしばしば体験する事故の一つであり、家族や近所の人、友人、知人などからも、「○○さんが、転倒してケガした」という話が伝えられることは珍しくありません。新聞、テレビ、ラジオなどのマスコミからも、「落語家 桂 米朝さんが複数回にわたって転倒・骨折」の事例など著名人の転倒事故の報道が時になされます。こうした状況で、知らず知らずのうちに多くの高齢者並びに高齢者のいる家族（同居、別居に関わらず）は、転倒に対する警戒心や不安、恐怖心を抱くようになります。

高齢者が転倒するということは、転倒するほどからだの機能が衰弱している、あるいは転倒するほどからだの内なるひずみがあると考えられます。

実際に転倒を経験した高齢者は、からだの機能の衰えを強く実感します。以後、**しっかりと安全に歩くことができるだろうかという不安が生まれ、転倒への恐怖心を抱くことになります**。特に骨折や顔を打つなどの大ケガをした時には、痛みや病院での治療の辛い記憶が心に刻まれます。また、家族に迷惑をかけてしまったこと、「今度転んだら、また皆に迷惑をかける」という思いが強くなるのです。
そのため、**外出や日常生活での行動を抑制するようになり、やればできるはずの行為や外出行動を意識的に避けるようになり、閉じこもりの生活に至ることがあります。**

【事例】

関西に住む85歳のS子さん。7年前に夫と死別し、一人で自宅に暮らしていました。娘二人は、いずれも結婚し、同じ関西で仕事をしながら家族と暮らしています。元気そのもので、散歩、買物や外出もよくしていましたが、ある日夜中トイレに立った時、居室から廊下の境の敷居につまずいて横向きに転倒し、大腿骨頚部骨折を起こしてしまいました。孫娘が、たまたま訪れて発見しましたが、転倒してから2日目でした。幸い入院・手術、リハビリテーションは順調に進み、無事退院しましたが、自宅に戻った後、娘や孫たちが転倒とケガを恐れ、散歩や買物なども制限してしまいました。
結果、せっかくリハビリテーションで回復したからだの機能は次第に衰え、自信も意欲も低下し、間もなく高齢者介護施設に入所し、今は車イス生活となってしまいま

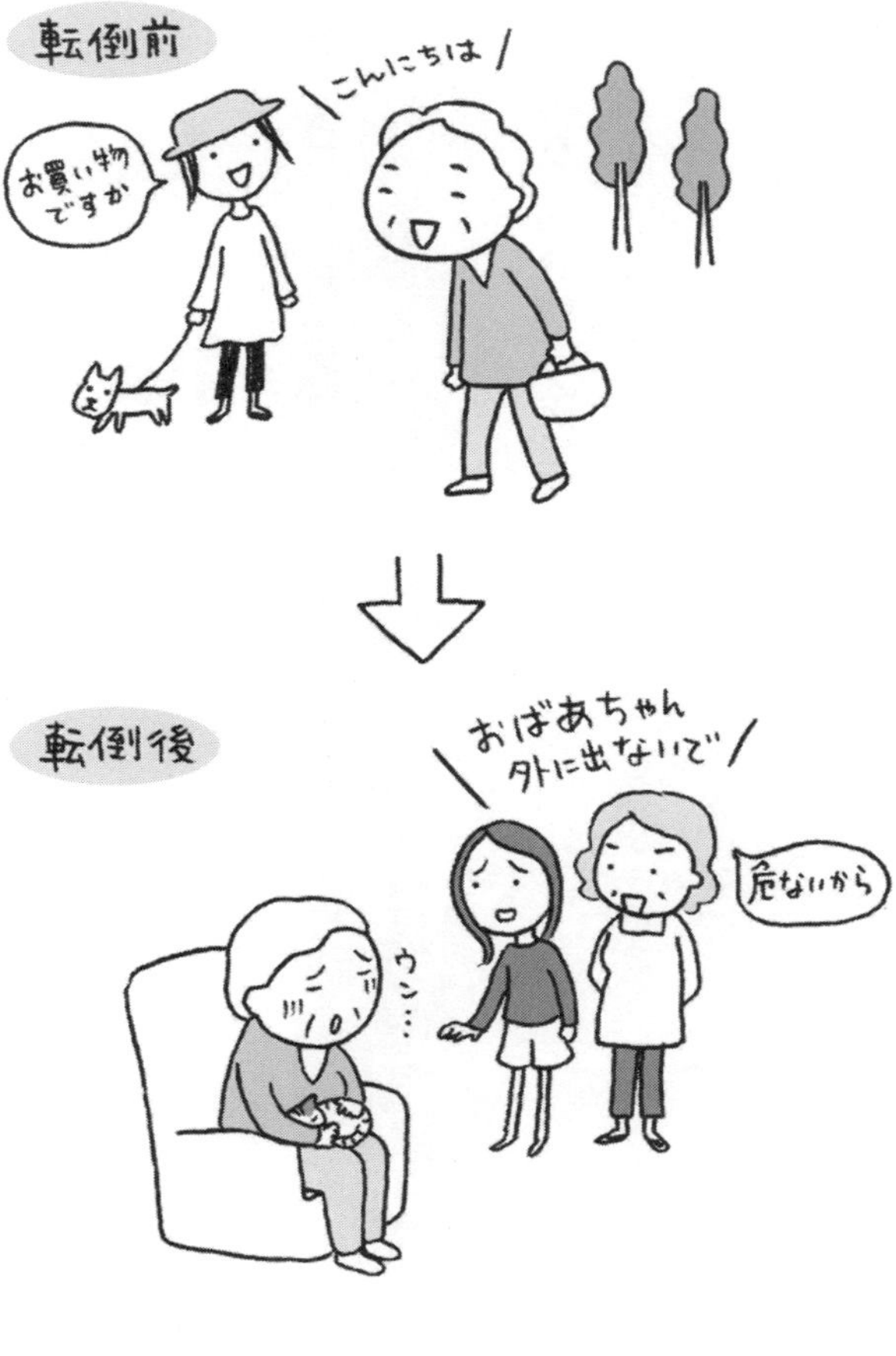
転倒前
こんにちは
お買い物ですか
転倒後
おばあちゃん外に出ないで
危ないから
ウン…

した。

元々転ぶくらいにからだの機能が衰えていたわけで、骨折・入院・手術、リハビリテーションの後、帰宅後、活動を抑制されれば、からだを使わないがために、機能は一層衰弱し、むしろ転倒しやすい状況が生まれるという皮肉な結果となってしまった例です。

高齢者にとって、転倒恐怖は、深刻です。加えて、「転んで大ケガして、入院でもしたら皆に迷惑をかける」という懸念が負の連鎖を形成するのです。

(4) 寝たきり・要介護(予防に勝る治療なし)

介護保険制度における要介護または要支援者と認定された人(以下「要介護者」等)は、平成21(2009)年度末で484・6万人、このうち65歳以上の高齢者は469・6万人です。平成13(2001)年度末と比較すると、全体では、186・3万人増、高齢者では181・9万人増であり、介護を必要とする人、とりわけ高齢者が年々増加していることは間違いありません。(内閣府平成24年版「高齢社会白

書」より）

要介護度は、①　部分的介護、②　軽度の介護、③　中等度の介護、④　重度の介護、⑤　最重度の介護の５段階に区分されていますが、介護が必要になった原因を見ると、「脳血管疾患（脳卒中）」が一番多く24・1％、次いで2．「認知症」20・5％、3．「高齢による衰弱」13・1％、4．「骨折・転倒」9・3％、5．「関節疾患」7・4％の順となっています（厚生労働省平成22年「国民生活基礎調査」より）。転倒による骨折が、要介護の主要な原因の一つであるという、この傾向は、近年持続しています。

なお、「寝たきり」という言葉は、病気やケガなどが原因で、寝ている状態が6カ月以上経過し、介護が必要な状態と定義づけされています。また「寝たきり老人」は、家庭で在宅看護されていて、終日ほとんど寝たきり状態になっている高齢者の俗称です。以前は、「寝たきり」という表現がしばしば用いられていましたが、現在は状況と必要な対応がより明確になるという観点から、「要介護」の言葉の方が一般的に用いられるようになっています。

いずれにしても、転倒して骨折をきたし、要介護、寝たきりに至る高齢者が少なからず存在するのです。

転倒を防ぐことができれば、骨折を防ぐことができます。骨折を防ぐことができれば要介護・寝たきりを防ぐことができます。この一連の理論を今の高齢者にとどまらず、いつか間違いなく高齢者の仲間入りをするはずの今の中年、壮年、青年たちに理解してもらい、「予防に勝る治療はない!」を実践していただくことが大切でしょう。

(5) 死(若くても他人事ではありません!)

転んで倒れた衝撃などにより死ぬこと、転倒を死因とする死のことを「転倒死」と表現します。

交通事故による死亡者数は、平成20(2008)年では7499人、一方、転倒・転落による死亡者数は7170人です(厚生労働省平成21年度「不慮の死亡統計」より)。これを平成7(1995)年と比較すると交通事故死は1万5147人からおよそ半減していますが、転倒・転落死は5911人から年々次第に増加しています。

高齢者の人口が増加するにつれて転倒・転落による死亡者数も増えることを示しているのでしょう。

著名な芸能人の転倒・転落による死亡事故は、印象深く記憶に刻まれています。

【歌手・松尾和子さん】フランク永井にスカウトされ、「ムード歌謡の女王」と称されました。「東京ナイトクラブ」「誰よりも君を愛す」など次々とヒット曲を飛ばしましたが、平成４（１９９２）年９月25日午前３時頃、自宅階段で転落しました。同居していた親族が駆けつけ、声をかけましたが、本人が「大丈夫」と答えたため救急車を呼ばなかったのです。昼過ぎにベッドで死亡しているのが発見されました。死因は転落による急性硬膜下血腫による脳圧迫でした。57歳の若さでした。種々のトラブルを抱えていて、アルコールと睡眠薬に頼る日々だったといいます。

【俳優・谷　啓さん】ハナ肇さんや植木　等さん（いずれも故人）らがいたコミックバンド「クレージーキャッツ」のメンバーで、トロンボーン奏者やコメディアンとしてテレビ、映画・舞台で活躍、「ガチョーン」などの流行語で知られていました。映画『釣りバカ日誌』の冴えない佐々木課長役も人気でした。

平成22（2010）年9月11日午後6時頃、自宅の1階から2階への階段を昇る際につまずき、前のめりに倒れて階段で顔面を強く打ち、病院に搬送されましたが翌朝、脳挫傷のため死亡。78歳でした。

その事故の1～2年前から体調が悪く、足元もおぼつかなく、物忘れもひどくなるなどして、仕事を休止し、自宅で療養中でした。

【俳優・細川俊之さん】 文学座出身のクールな二枚目で知られていましたが、悪役やコミカルな役、アニメの声優（『あしたのジョー』の力石 徹）、ミュージカル役者（木の実ナナと共演の『ショーガール』など）、ラジオのパーソナリティ（「ワールド・オブ・エレガンス」FM東京）など、実に多彩な活躍ぶりでした。
平成23（2011）年1月12日午後2時頃、自宅の居間で転倒して頭部を強打しました。意識のないまま病院に搬送されましたが、14日午前5時半頃、急性硬膜下血腫のため死亡。70歳でした。けいれん発作重積症、糖尿病、脳出血など、病気との闘いが長く、体調がすぐれないため、仕事を減らしていたといいます。

以上、松尾さん、谷さん、細川さんの三者に共通しているのは、第1に病気療養中など体調が良くない状態であったこと。第2に自宅で転倒・転落していること。第3に頭部もしくは顔面を強打して、脳外傷をきたしていることでしょう。

転倒・転落するほど、からだが衰弱していたり、内なるからだのひずみが存在していた結果、住み慣れているはずの自宅で転び、頭や顔を打って、脳外傷をきたして死に至るというものです。

こうした状況は、高齢者であれば起きやすいですが、50代、40代、30代でも、体調次第によっては発生するリスクはいつでも誰にでもあるのです。

屋外での転倒死は、さらに他者との関係性が加わって起きます。

【事例1】

平成20（2008）年5月24日に起きた神奈川高校総体陸上競技大会の死亡事故。男子200メートルに出場予定の高校1年の男子生徒A君（16）がウォーミングアップでトラックを走行中、前を横切った別の高校1年の男性生徒B君と衝突して転倒。頭などを強く打って意識不明となり、その後死亡しました。両親は県と男子生徒を相手に提訴しましたが、その後、和解。

【事例2】

平成25（2013）年4月17日に、神奈川県JR藤沢駅で起きた死亡事故。午後1時頃、62歳の男性会社員が小田急江ノ島線からJR東海道線に乗り換えるため、急いで降りようとしていて、15段ほどの場所でつまずき、階段を転げ落ちました。その前方で2段から3段のところまで降りていた72歳の女性の後ろに衝突し、その女性が転倒して頭を強く打つなどして、意識不明の重体で病院に運ばれましたが、翌朝、死亡しました。

これら2件の死亡事故に共通しているのは、第1に移動中でスピードが出ている他者と衝突していること。第2に頭部を強く打って重篤な脳挫傷《のうざしょう》をきたしていると考えられることがあげられます。

人間対人間の衝突もあれば、猛スピードで走ってきた自転車との衝突による場合でも起き得る死亡事故など、いずれもいつでも誰にでも起き得る、真に不幸で悲惨なできごとです。まさしく、転倒は「恐怖の世界」への入り口なのです。

転倒への黄信号と赤信号があった

普段何気なく見て、それにしたがって歩いたり自動車や自転車など運転をしている交通信号機。ロンドン市内に世界初の信号機が設置されたのは、明治2（1868）年。光源は、ガスでした。世界初の電気式信号は、大正11（1918）年、ニューヨーク

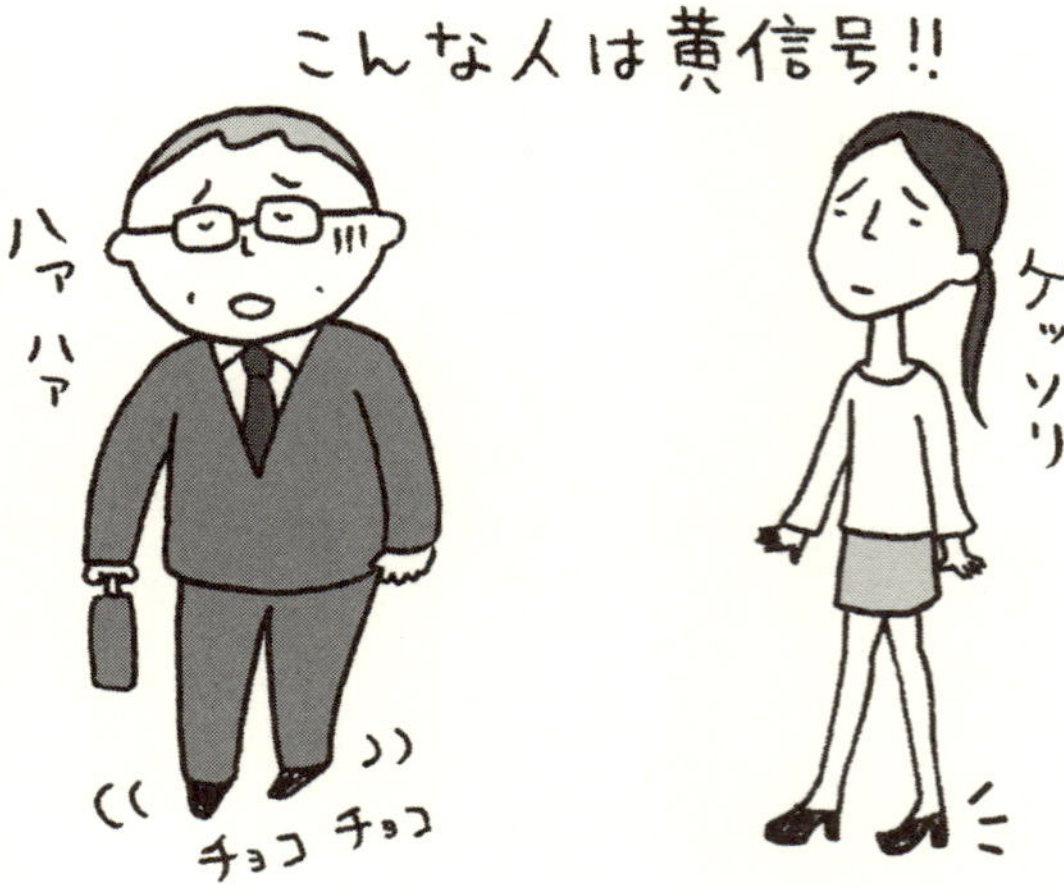
こんな人は黄信号!!
ハァハァ
チョコチョコ
ゲッソリ

市五番街に設置され、昭和5（1930）年3月に日本初の電気信号機が東京の日比谷交差点に設置されました。

以後、様々な歴史を経て、屋外の移動に際して、「青・黄・赤」の三色の信号にしたがっています。

「青信号」では、進むことができます。「黄信号」は、赤に変わる直前。歩行者は横断を始めてはいけません。横断している時には速やかに横断を終わるか、横断をやめて引き返さなければいけません。車などは、停止位置から先へ進んではいけません。ただし、安全に停止できる場合には、そのまま進むことができます。「赤信号」では、人も車なども進んではいけないの意味があります（道路交通法施行令）。

転倒への黄信号は、今の生活習慣、行動の仕方などをそのまま続けていると、いつか転倒し、大ケガすることになることを意味しています。振り返ってみて、それらを見直して注意し、改善する必要があります。

転倒への赤信号は、その危険な状態や危険因子についてよく理解し、止められるものは止めます。すべて止められなければ、少しでもリスクを低減するように注意し、工夫・配慮する必要があります。

（１）黄信号…あなたは大丈夫？　今すぐチェック

転びやすい歩き方

元々、子どもの頃から良い歩き方、正しい歩き方などについて、きちんと教えてもらったことがない人がほとんどです。小・中学校の体育の授業で、行進の練習の際に、腕の振りや姿勢について注意・指導を受けた程度でしょう。**転びやすい歩き方とは、つまずきやすい、すべりやすい、障害物にぶつかった時にとっさの立ち直り動作がし**

にくいなどの理由で、転倒してケガをしやすいという意味です（図3）。

第1は、膝が曲がって前のめりになった歩き方。おしりが後ろに突き出て、上体が前のめりの姿勢では、視線が前下方になり視野が狭くなり、障害物につまずいたり、濡れている所ですべりやすいのです。また、膝が曲がっているので、脚が上がらずつまずきやすく転びやすいのです。

第2は、歩幅が狭く、腰が反ったいわゆる兵隊歩き。お腹を前に突き出して、腰が反った形のこの歩き方は、重心が後方にあって、不安定な姿勢となります。とっさの時に適切な立ち直り動作がしづらいです。また、歩幅が狭いと、つまずきやすく転びやすいのです。

第3はすり足、チョコチョコ歩き。この形で歩く高齢者は多いです。足元ばかり気にして、視線が前下方ばかりで視野が狭く、まわりの人や障害物に衝突しやすいです。歩幅が狭いので、ちょっとした段差にもつまずきやすく、溝や障害物をしっかりとまたぐことができず、転びやすいのです。

図３　転びやすい歩き方

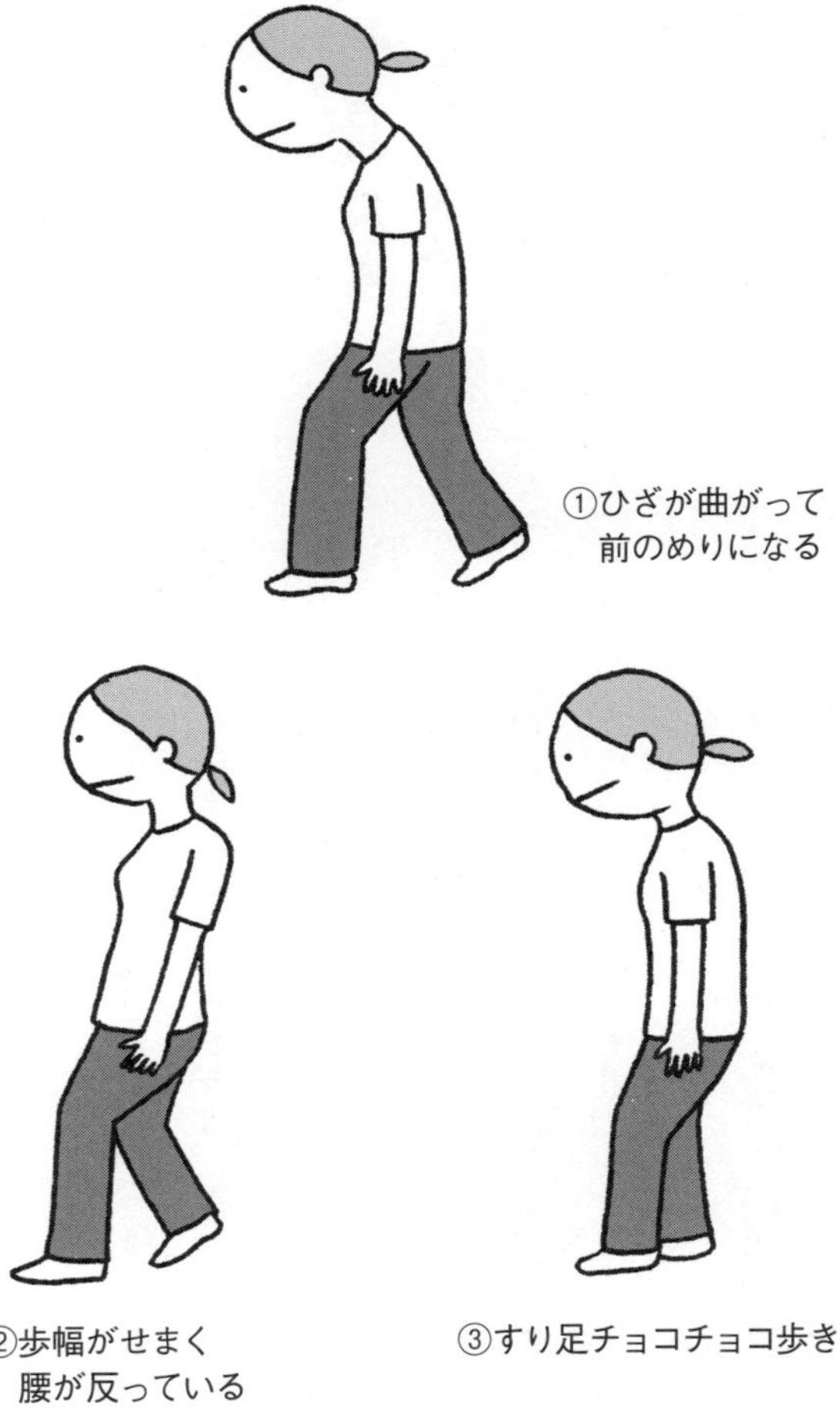
①ひざが曲がって
前のめりになる
②歩幅がせまく
腰が反っている
③すり足チョコチョコ歩き

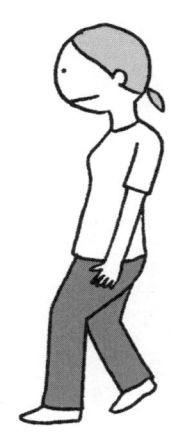

転びやすいはき物

日頃足にはくはき物と言えば、ほとんどの人が靴、時々、下駄、サンダル、草履《ぞうり》、屋内でスリッパを履《は》くのが一般的でしょう。

転びやすい靴・はき物は、A．足に合わない靴　B．つまずきやすい、すべりやすい靴・はき物　C．バランスを崩しやすい靴・はき物があげられます。

【A．足に合わない靴】

足の形と大きさは一人ひとり違います。洋服を選ぶ時にサイズを確認して選ぶように靴も自分の足の大きさに合ったものを選ばないと、しっかり快適に歩けないばかりか、転倒しやすいのです。さらには、靴ずれ、マメ、タコ、外反母趾などの足の障害をきたすことになります。

足の大きさには、サイズ（足の長さ）とワイズ（足の周囲径）の2つの要素があります。つまり足長（　）センチ、足囲A～E（Eより広い2E～3Eなどもある）のうち、いずれかで、足に合った靴が決まります。その足長、足囲を測定することなく、およその勘で靴を選択すると、「足に合わない靴」を自ら履くことになり、結果、転倒を招くことになります。

靴の要素としては、足指のつけ根、土踏まず、カカトの部分が大切です。つま先を押さえて、カカトを上げた時に、靴の一番幅が広い部分でしっかり曲がるものが良いのですが、その位置で曲がらずにずれた所で曲がったり、どこでも曲がるものは、足の筋肉を疲れさせるばかりでなく、安定した歩行の妨げになります。

靴のカカトの下にこぶしを当て、土踏まずを上からぐっと押してみて、土踏まずが簡単に伸びてしまうものは、足に合わない靴です。良い靴はこの土踏まずの部分にシャンクという金属の補強芯が入っていて、簡単には曲がらないようになっています。ただし、あまりに硬すぎるとまったく弾力がなくなり、足が疲れやすいです。

カカトの部分については、その下の方を親指と人差し指ではさんで両側から押してみて、カカトを包みこむカウンターが硬くて手応えのある靴は良いのですが、簡単に凹んでしまうのは足に合わない靴です。カカトがしっかりしていないと着地の時に安定せず、転びやすいのです。また、カウンターが土踏まずの方まで支えるように長いのが、より安定しています。

靴ヒモを靴の着脱の度に、ゆるめたり、締めたりするのは面倒だから、ヒモなしタイプの靴を好む人もいますが、場合によってはそれが足に合わない靴となることもあります。つまり、足の大きさは朝、昼、夕方と時間が経つにつれて多少変化します。**安定的に歩くためには、足の甲の部分をしっかり固定できるヒモ靴がお薦めです。**ヒモ靴を履いていても、結んだまま脱いだり履いたりしていては、ヒモのない足に合わない靴を履いているのと同じになってしまいます。

重い靴よりも「足取りも軽やかに」なので、軽い靴の方が良いと思っている人も少なくありません。しかし、軽すぎる靴は、靴の構造上大切なシャンクやカウンターがしっかりしていないものも多いのです。靴にはある程度の重さが必要です。

【B．つまずきやすい、すべりやすい靴・はき物】

靴では、先端のつま先部分がこすれてしまうような、よくつまずく歩き方をしている人には、通常の形状の靴は転びやすい靴となります。

足に合った靴の選び方

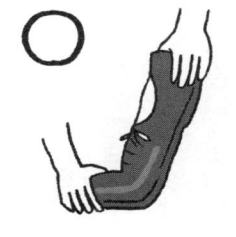

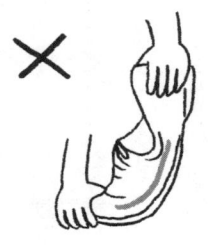

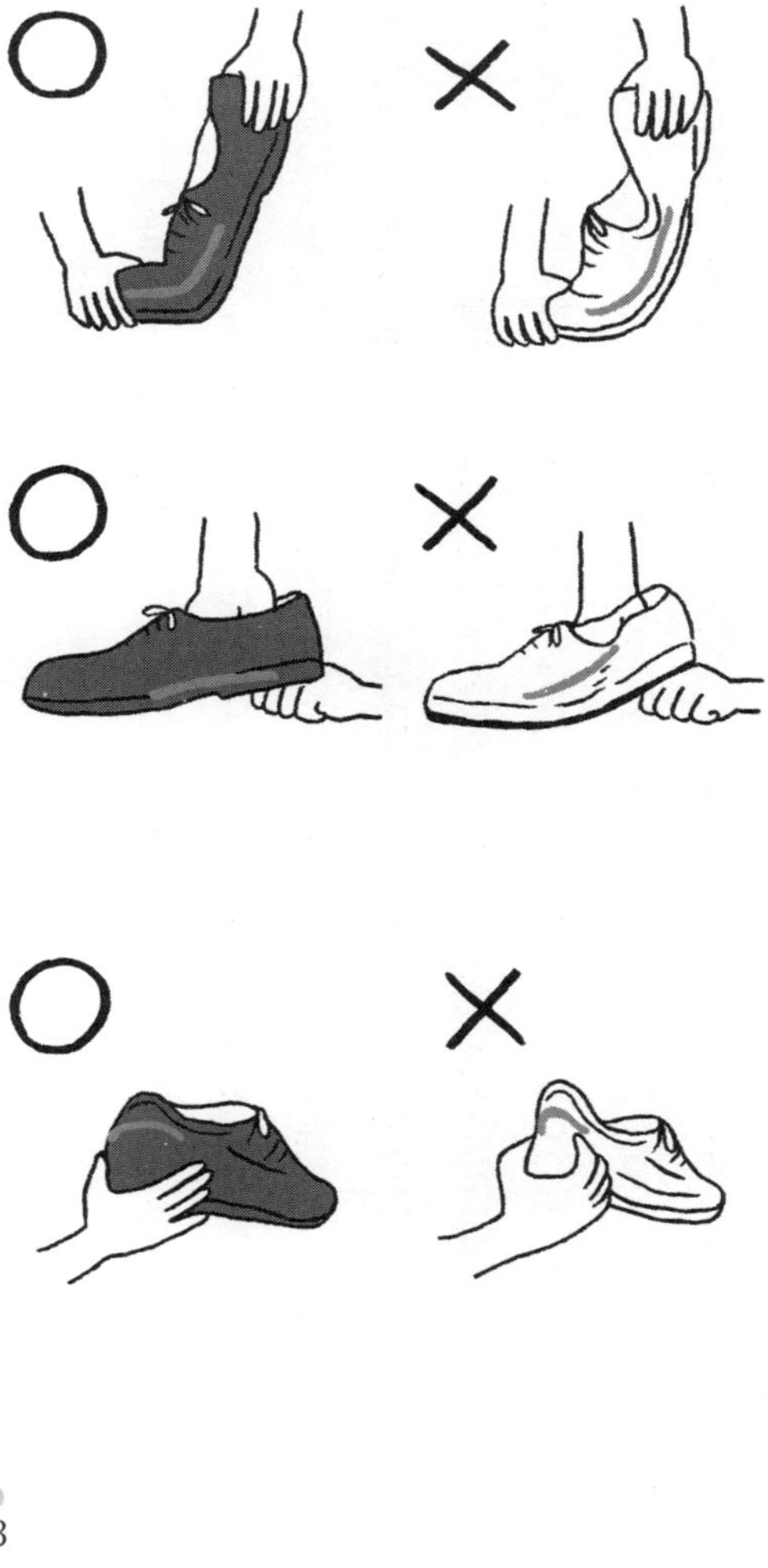

足指のつけ根で
曲がらない

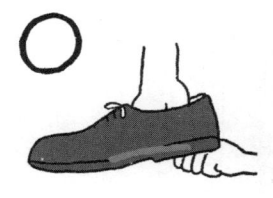

土ふまずが
のびてしまう

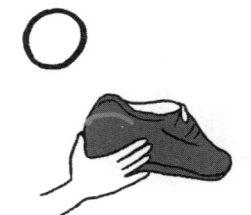

かかとの部分が
たわむ

先端部分を少し高めに持ち上げた形状が好ましいのですが、もっと大切なのはしっかりした正しい歩き方を身につけることです。

すべりやすい靴では、最も多いのが靴底の材質に摩擦係数の小さいものを用いている靴は、ちょっとした床上の水滴などで容易にすべって転ぶという事態を招きます。また、元々は良い材質の靴底でも、長期間はきこなしているうちに摩耗して密着性、適度な摩擦が大きく低下している場合には、同様にすべりやすい靴となります。

靴の他ではスリッパ、サンダルは、カカト部分が固定されていないために安定した通常の歩行を行うことが難しく、靴以上につまずいたり、すべったりしやすくなります。室内履きにはスリッパ、庭先等でのちょっとした移動にはサンダルが用いられることが多いのですが、鼻緒ものの草履《ぞうり》、下駄、ビーチ・サンダルがお薦めです。

【C．バランスをくずしやすい靴・はき物】

カカトを高くすると「背が高く脚が長く」見える。という心理から、若い女性はもちろん、最近では中年男性でも意識してカカトの高い靴を好むことが珍しくありません。いわゆる「ハイ・ヒール」は、カカトが7センチ以上の高さとされていますが、太さや形も重要なポイントです。時には10センチ、20センチ以上のピンヒールをはいて道路を闊歩《かっぽ》する女性もいます。

しかし、ハイヒールは、からだの重心を揺らぎ、立位姿勢でも背骨に負担をかけ、歩く時の安定性はきわめて悪いのです。そのためつまずきやすく、障害物や溝をまたぐような動作にはまったく不向きで、その結果転び、ケガを招くこともしばしばです。

【事例1】

平成24（2012）年11月15日の深夜、タレントの叶恭子さんが都内で行われたパーティに妹のタレント叶美香さんと共に参加し、その帰り道、石畳を歩いていて、バランスを崩し、前のめりになって転倒。両膝を強打して切創《せっそう》を負い、20針以上の縫合手術を受けたといいます。高さ25センチのハイヒールをはいていたとのことです。

レディー・ガガさんや韓国の女性アイドルグループ少女時代などが「キラーヒール」と呼ばれる高さ10センチ以上あるハイヒールを履いていて、しばしば転倒しているようです。

ハイヒールではありませんが、かつて厚底靴が流行し、歌手の安室奈美恵さんにならって厚底ブーツをはいて街を歩く若い女性が多く見られました。「カッコイイ！」かもしれませんが、バランスの悪い靴であることは間違いなく、道路の段差で足首をねんざしたり、靴を脱ぐ際につまずいて転び、足指を骨折したりといったケガをする女性も少なくなかったのです。中には厚さ15センチ、重さ1キログラム以上の厚底靴をはいて「5回もコケちゃった」とあっけらかんに語る女性もいたようです。

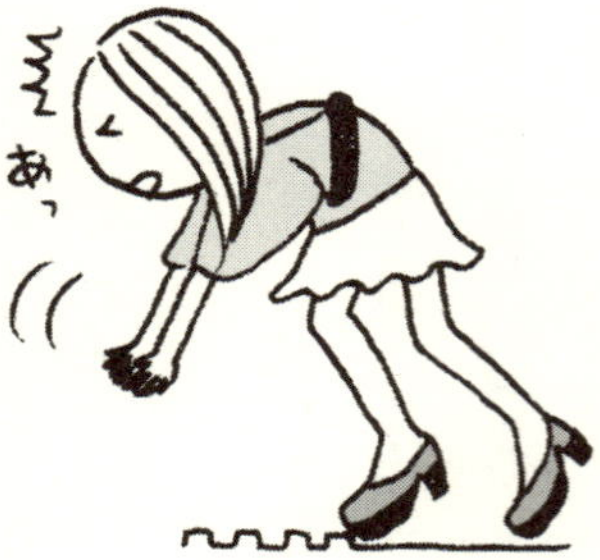

アンバランスな食事・栄養

アンバランスな食事・栄養がもたらす代表は、肥満とやせです。

肥満は、活動エネルギー量に比して、摂取するエネルギー量が多い結果、起こります。つまり、運動不足と食べ過ぎです。

私たちが平成９（１９９７）年12月1日、日本初の元祖「転倒予防教室」を東京厚生年金病院（東京都新宿区）で発足する契機となったのは、「転倒と動脈硬化との関連を見出した」というフィールドワークでの研究結果でした。つまり、転倒は動脈硬化に象徴されるようなからだ全体の調節機構のひずみのサインであり、運動機能も感覚機能も衰え、二本の脚でしっかり立って歩くことができなくなった結果、転倒するという理論が固められたのです。

したがって、アンバランスな栄養・食事のために生ずる肥満、高コレステロール血症、ＨＤＬコレステロールが低いこと、中性脂肪値が高いこと。動脈硬化指数（総コレステロール値からＨＤＬコレステロール値を引いた値／ＬＤＬコレステロール値）が高いこと、ウエスト（腹囲）が大きいことなどは、転倒しやすいからだのリス

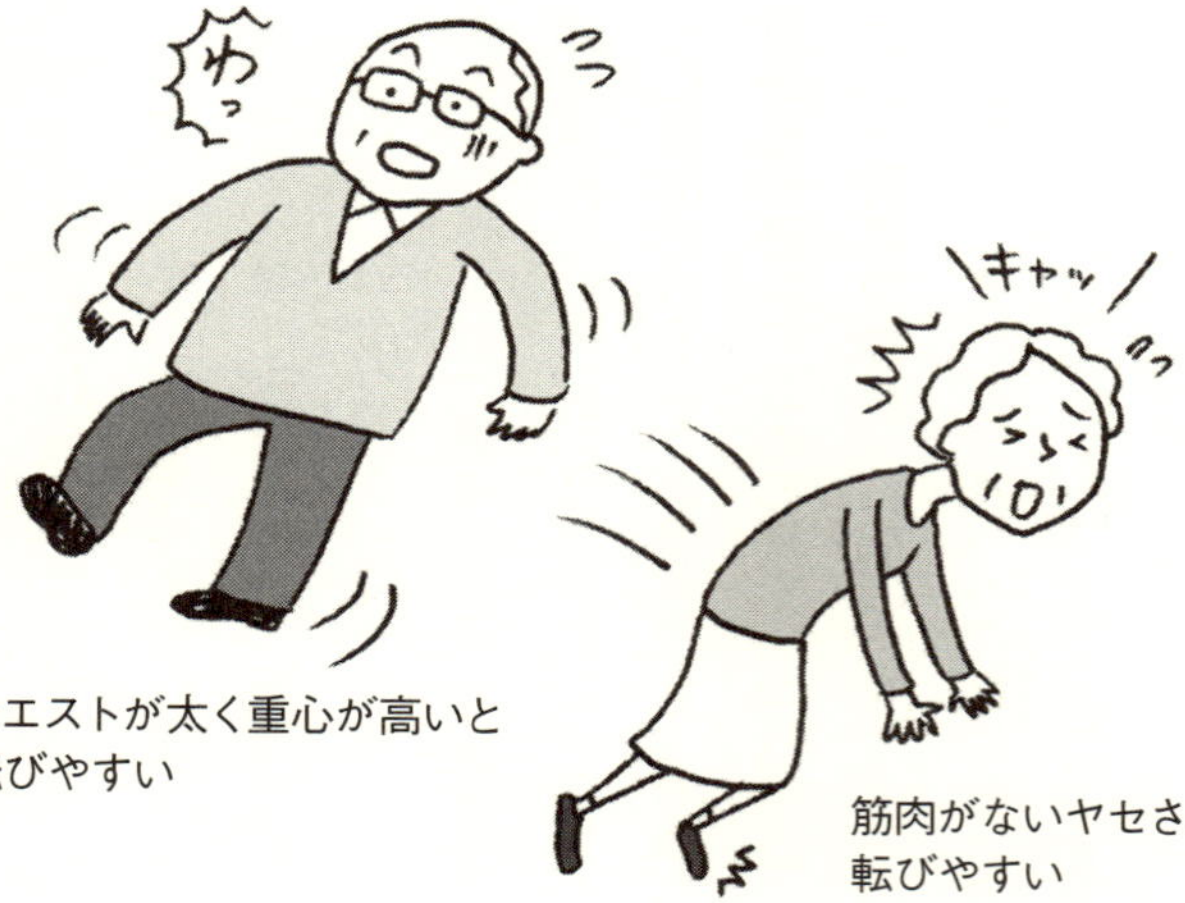

ウエストが太く重心が高いと
転びやすい

筋肉がないヤセさんも
転びやすい

クの表れととらえられます。

また、アンバランスな食事・栄養のもたらすもう一方の体型である「やせ」についても、転倒しやすさ、骨折しやすさ（骨粗鬆症）の観点から、リスク要因となります。

つまり、骨がもろく筋肉も弱く、骨や筋肉の活発な代謝に必要なビタミンDやカルシウムが不足して、さらにそれらの傾向が強まることになります。

一般的には、肥満とやせ両者の改善・予防につながる基本的な食事・栄養のポイントは、2つあります。

第1が栄養バランスの良い食事を3回規則正しく食べること。第2が、1食の中に

3つの皿：「ご飯（糖質）の皿」「魚・肉（タンパク質）の皿」「野菜（ビタミン、ミネラル、食物繊維）の皿」をそろえることです（湯布院厚生年金病院　伊藤結衣子管理栄養士）。

いずれにしても、この2つのポイントから大きくはずれた食事・栄養を長く続けるのは、アンバランスと言わざるを得ないのです。

子どもとの遊びと運動会

「這えば立て　立てば歩めの親心」と言われるように、子どもの成長ぶりを見守るのは、親の大いなる楽しみです。歩けば走り、次いで三輪車を乗り回し、外の公園で遊ぶのをねだるようになります。

鬼ごっこやボール遊びなどからだを動かして親子で一緒に遊ぶのは子どもにとってはもちろん、親にとっても楽しい時間です。しかし、子どもと一緒になって遊んでいる時、つい夢中になって走っている時に、つまずいたり、すべって転ぶことがあります。また、「疲れを知らない子ども」と違って、日頃ほとんど運動らしいことをしていない親の方は、遊び疲れて脚が思うように動かなくなり、ボールやフライングディスクなどを取ろうと移動した途端に転ぶことは珍しくありません。

まして、おじいちゃん、おばあちゃんが孫にせがまれて公園で一緒にからだを動かして遊ぶ場合には、そうした転倒のリスクはさらに大きくなります。転んでケガして、まさしく孫の手を借りて立ち上がらなければいけないような事態が生まれることもあるのです。

これと同様に、子どもや孫の幼稚園や小学校の運動会で転倒するお父さん、お母さんが結構います。パン食い競争、借り物競争、二人三脚、親子リレーなど、基本的には走ることが主体の種目に、多くの場合、その日に急に言われて飛び入り参加・出場となります。

子どもや家族・ご近所の仲間たちの前でスタートするので、張り切って走り出しますが日頃定期的な運動・スポーツをしているわけではなく、まして、「本気で走る」ことなど、中・高校生以来ないという人がほとんどでしょう。

前半は何とか持ちましたが、後半になって気持ちと上半身は前に進もうと思うのですが、脚がだんだん上がらなくなり、あえなく転倒。

こうしたお父さん、お母さんが複数いて、ゴール直前でバタバタと倒れ、ついにはそれまでビリで走っていたお父さんが一着でゴールインなどという光景が繰り広げられることさえあります。

自分で「この動作・運動はできる」と思っていることと、「実際にできる」こととのギャップが大きい結果起こる転倒です。とりわけ、30代、40代の男性で、学生時代にサッカー、野球、ラグビーなどのスポーツを経験した「元運動部員」の自信と誇りを持っている人ほど、そのギャップの大きさに気づいていないことが少なくありません。「昔とった杵柄」はまさしく「黄信号」なのです。

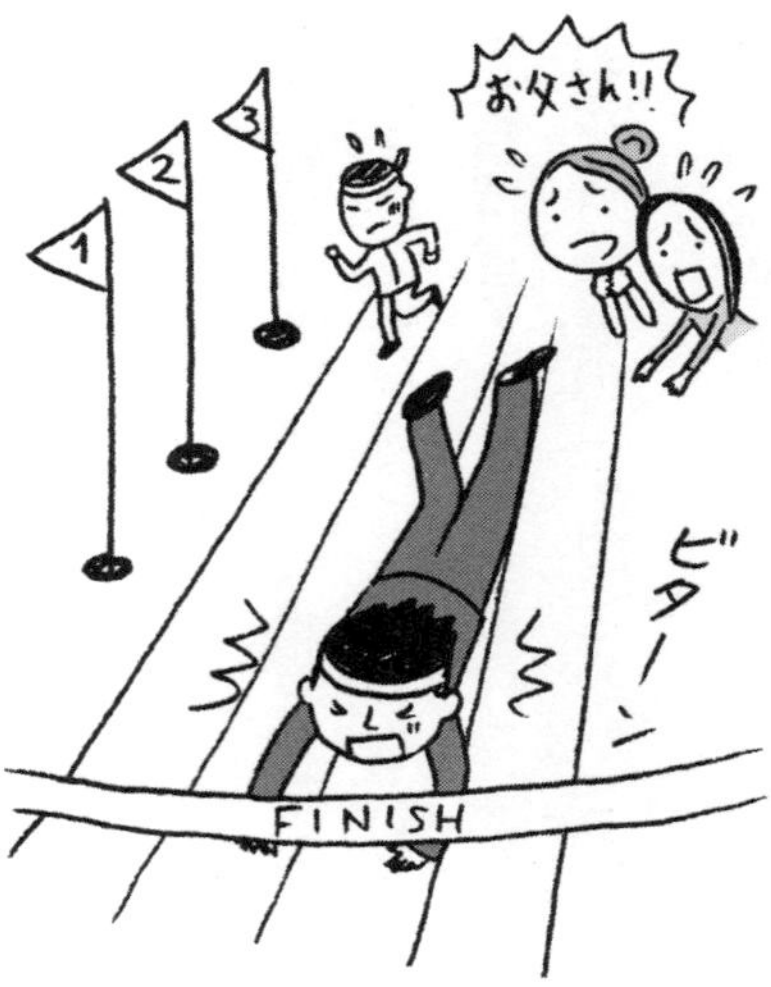

(2) 赤信号…リスクは今日から減らしなさい

歩きスマホ

スマートフォン(多機能携帯電話/以下スマホ)が普及したかと思ったら、電車に乗ると座っている乗客の多くがスマホの画面に見入ってパネル上で指を動かしています。道路を行き交う人の中にも、スマホを片手に操作しながら歩いている人も少なくありません。しかも「歩きスマホ」状態で、画面に見入って、タッチパネルを操作していると、前方や周囲は視線を広げることもなく、注意の集中もできないことになります。

その結果、自身がつまずいたり、障害物に衝突したり、溝《みぞ》に落ちたりという事故をきたすリスクが生じます。それは、自身が招いたリスクであり事故ですが、人に衝突したり、その結果、幼児、高齢者、妊婦、障害者など交通弱者を転倒・転落させ、大ケガを起こさせてしまう事故もあり得るのです。この状況では、「歩きスマホ」の当事者は加害者となります。

実際、「歩きスマホ」は、多くの悲惨な事故を発生させています。国交省と鉄道事

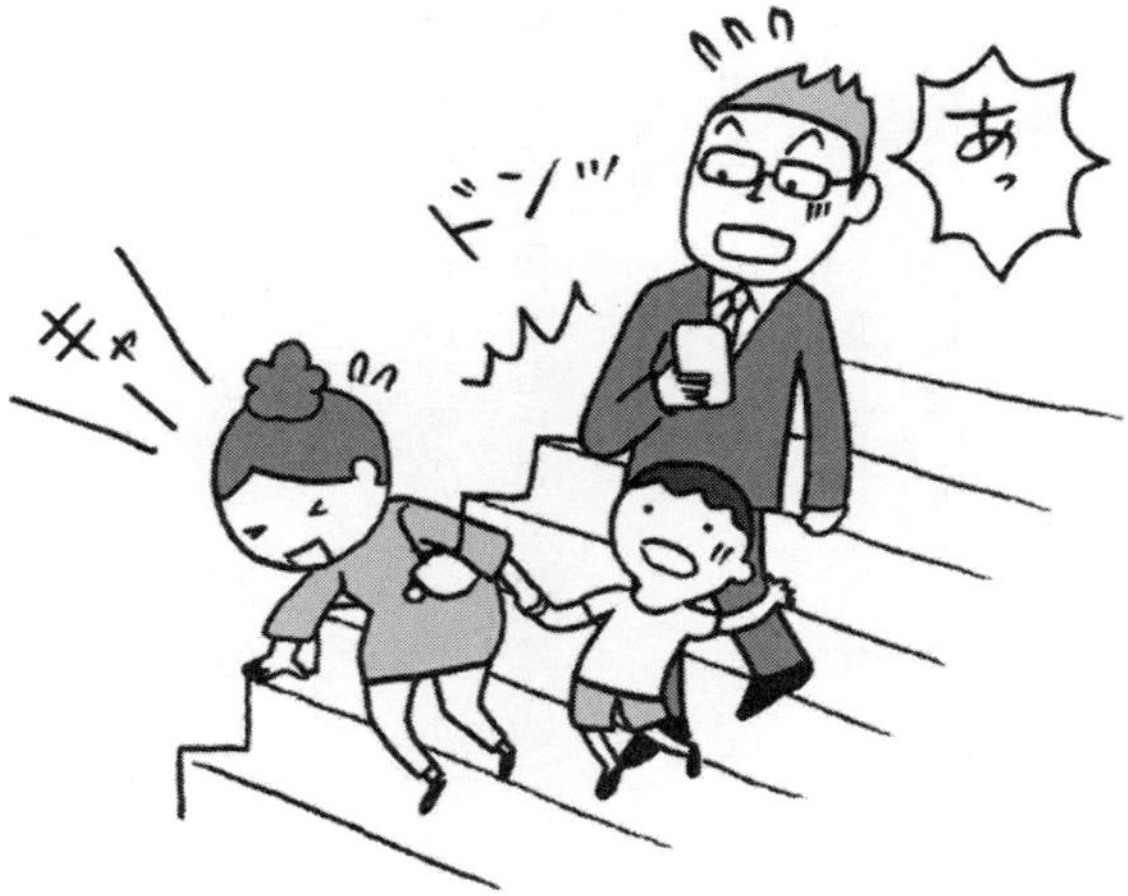

業者による調査によれば、首都圏（１都３県）の駅ホームからの転落事故は２０１１年度に３２４３件、このうち携帯電話使用中は18件ありました。

たとえば、駅の階段で「歩きスマホ」の大柄な男性が、目の前の妊婦や幼児に気づかずスピードを上げて降りて行ったところで衝突し、二人とも階段を転がり落ち、頭部を強打などという深刻な事故がいつでもどこでも起きるリスクがあるのです。

このような「歩く凶器」とさえ呼ばれる「歩きスマホ」の行為を法律で規制すべきだとする声も、次第に高まっています。

米国ニュージャージー州では「歩きスマホ規制条例」が成立しており、罰金85ドルといいます。

平成25（2013）年5月27日午後4時20分頃、東京のJR四ッ谷駅で小学生の男子児童（10）が、塾に向かうため電車に乗ろうと、携帯電話を操作しながらホームを歩いていたところ、あやまってホームから転落。そこに進入してきた電車は緊急停止しましたが、その児童は、ホームと電車の間の隙間《すきま》にからだが入ったため、間一髪のところで電車との接触はなく、歯のケガはしたものの命に別状なく救助されたといいます。

海では、夜釣りに出かけた男性が、携帯を見ながら防波堤を移動中に真冬の海に転落、地元の漁船に救助されたという事故も、海上保安庁により報告されています。

いずれにしても、「歩きスマホ」で、いつでも誰でも、どこでも被害者になり得ると同時に、当事者は、加害者となる大きなリスクがあるのです。

一般に、人が転倒するのは、三つの要因があります。

第1は、老化。誰でも若い時よりも年を取れば取るほど、転びやすくなります。

第2は、運動不足。人の体力は、20代をピークに年齢と共に誰でも低下してきます。その低下の度合いは、日常生活の中でどれだけからだを動かし、運動・スポーツに親しんでいるかによって違います。つまり、よく運動している人は、年齢に伴う低下はあるにせよ、全体としての体力の低下は小さいです。一方、ほとんど運動していない人は、年齢に伴う体力の低下に加えて、「使っていなければダメになる」、運動不足の分が加わって、全体の体力の低下の度合いは大きいのです。

その結果、脚力、バランス能力も大きく低下し、転びやすいからだとなります。

第3が病気。転倒は結果であり、二本の脚でしっかり立って歩くことができないくらいに、からだの運動機能・感覚機能が衰弱してあるいはひずみをきたしたために起こる現象です。

ある病気が進行していて、そのためにからだの機能のひずみをきたした結果、転倒を生ずることがあります。つまり、転倒はからだの異常を知らせる警告サインと言うことができます。

【糖尿病】

たとえば、糖尿病には、血糖値が高い状態が持続することによって起こる三大合併症があります。神経障害と網膜症と腎症です。このうち、最も早期に出現してくるのが糖尿病性神経障害です。神経を栄養する毛細血管の障害で血流が低下するなどにより生じます。

神経障害のうち、末梢神経障害が起こると、手足の先から左右対称にしびれや痛みが生じ、感覚が鈍ってきます。特に脚の感覚が鈍れば、立つ、歩くという動作を円滑に行うことが難しくなります。また、段差や障害物、床の傾斜、材質の変化など足で感知して危険を回避することが困難になり、結果、転びやすくなります。

これに加えて自律神経障害によって、立ちくらみなども起こり、転倒のリスクをさらに高めているのです。

実際、米国コロンビア大学医療センターの研究報告によれば、高齢者介護施設で糖尿病と転倒との関係を調べたところ、糖尿病患者の転倒率は、糖尿病のない場合の2倍以上であったといいます。

いずれにしても、糖尿病が進展し、合併症が、転倒という形で現われるという認識が必要であり、その場合には、「赤信号」ととらえ、できる限り早期に、糖尿病の進行を防ぐために適切な診断、治療を受けることが重要です。

【前立腺ガン】

男性だけにある前立腺という臓器（膀胱の下にあり、前には恥骨、後ろには直腸で挟まれるように位置する）に発生するガンで、近年増加傾向にあります。

50歳以後に発症する場合が多いですが、40代の若さで発症する例もありますので、最近職場などの健康診断で、血液検査（ＰＳＡ：前立腺特異抗原）を組み入れることが増えているのはこうした背景があります。

その治療法には、手術療法、放射線療法、化学療法の他にホルモン療法があります。そのホルモン療法を継続していると転倒・骨折しやすくなります。

前立腺ガンに対するホルモン療法の本質は、男性ホルモンを遮断《しゃだん》させる抗男性ホルモン療法であり、人為的にいわゆる男性更年期を作り出す処置とみなすことができます。

つまり、テストステロンの分泌量が減少するので、筋肉量が減り、筋力が低下すると共に、骨代謝も影響を受けて骨量が低下します。その結果、脚腰の筋力は弱くなり、骨ももろくなります。結果、転倒しやすくなり、転倒により骨折しやすい状態が生まれるのです。

もちろん、前立腺ガンの治療の一つとしてのホルモン療法は必要ですが、その副作用として起こる転倒しやすさ、骨折しやすさについてよく認識しておかないと、「赤信号」が灯ることになります。したがって、この病気で手術を受け、ホルモン療法を続けている今上天皇が、皇居に水中歩行器（水中トレッドミル）を導入したように、温水プールでの水中歩行等により、適切なリハビリテーションを併用することが望ましいのです。

子どもからオリンピック選手、動物まで、誰でも転ぶ

⑴ 現代っ子の転倒リスク

学校の廊下を走っていた小学2年の男の子が、つまずいて転び、前歯を折りました。自宅の階段をかけ下りてきた小学3年の男の子が最後の一段で転び、前のめりに倒れ、鼻骨骨折をしました。道路を歩いていた小学5年生の女の子がマンホールのフタにつまずいて前に転び、目のまわりを打ち、パンダのような顔になってしまったなどなど。

現代っ子の転倒の例が数多く報告されています。共通しているのは、前方に転んだ時に、自分の身を支えるために手が出ないことです。

手が先に出て、床か地面に突いていれば、衝撃が和らぎ、顔にもケガすることはないでしょう。

その動作がうまくできないために、歯を折ったり、鼻骨を折ったり、目のまわりの

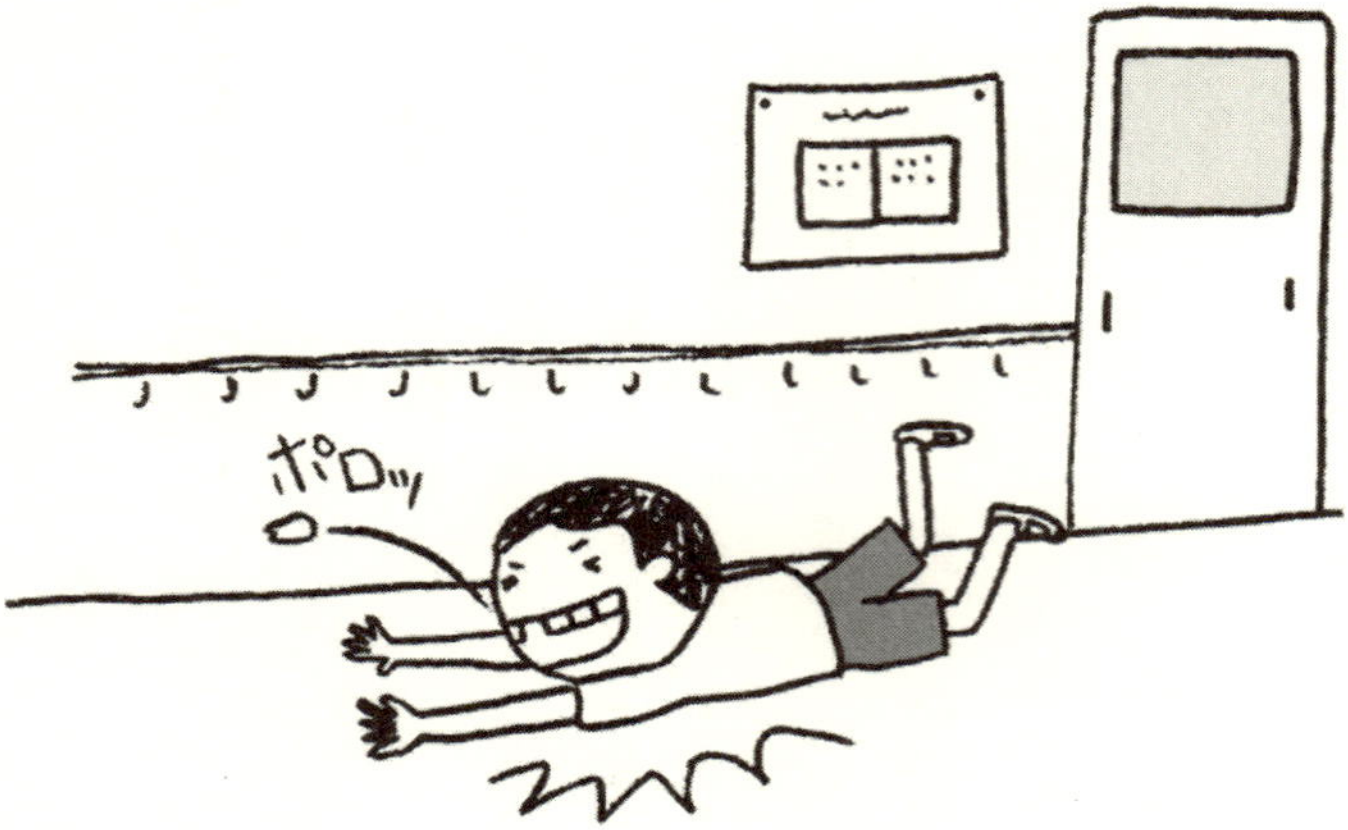

大ケガをすることになるのです。

昔は、まさしく「子どもは風の子」の通り、外遊び、集団遊び、運動遊びに明け暮れ、走る、投げる、跳ぶ、滑る、蹴るなどの動作をまじえた、からだを使って遊びをするのが普通でした。その中で、時には転ぶ、転びかけるなどの体験をして、足腰を鍛え、自分の身の守り方を自然に身につけたものです。

ところが、現代っ子は幼い頃から、からだを使った遊びをすることが少なく、普段の生活の中では、便利な電化製品や機械に囲まれて、足腰をしっかりと使うことが極端に減っています。

そのため、本来なら身につくはずの転ばないようにうまくバランスをとりながら移動する、転びかけならうまく身を守るなどの動作を身につけられない状況が生まれているのでしょう。

(2) オリンピック選手でも転ぶのだから…

オリンピック選手と言えば、陸上競技の室伏広治選手や水泳の北島康介選手らのように、立派なからだで、高い運動能力を持ち、厳しい訓練を続けてきたスーパーヒーローです。普通に生活していて、一般の人と同じように転ぶようなことはないと思っているでしょう。

ところが、オリンピック選手と言えども、ごく普通の人間と同じように緊張と興奮、疲労、さらなる思わぬ障害などによって、オリンピックの競技前、あるいは競技中、競技後に転びます。

水泳のオリンピック選手、高校生のT君。選手村をチームメイトの女子選手と談笑しながら歩いていて、街路樹を支える鉄棒に足を引っかけて前に転び、手首を捻挫《ねんざ》。

幸い出場する競技までには痛みもなくなり、無事出場できましたが、選手本人もコーチもヒヤリ！

1992年のバルセロナオリンピックの男子マラソン。谷口浩美選手は、20キロ過ぎの給水所で他の選手と交錯して突き飛ばされて転倒。靴も脱げてしまいましたが、それでも即座に体勢を立て直して急追し、8位でゴールしました。恨み言や悔しがったりせず、さわやかに放った「途中で、こけちゃいました。」は名言として残りました。

2000年のシドニーオリンピック。競泳女子400メートル個人メドレー銀メダルに輝いた田島寧子選手。表彰台からプールサイドに降りる時に転び、左足首の捻挫。その後出場した200メートル個人メドレーでは予選落ちとなりました。

オリンピック選手でさえも転ぶ。まして彼ら彼女らほどの体力・運動能力もなく、厳しいトレーニングを積みあげてもいない、ごく普通の人が緊張と興奮、疲労やほっと一息、他人との交錯など、様々な要因が重なれば、いつでもどこでも誰でも転ぶのは、当然でしょう

（3）動物の転倒は死に直結

人間が転ぶのは、２本の脚でしっかり立って歩く、またぐ、昇って降りることができなくなるなど、からだが弱り、あるいはからだの内なるひずみがあるからです。

ウマ、ウシ、イヌ、ネコなどの四足歩行動物は、人間よりも安定した体勢で移動しています。逆に言えば四足歩行動物が転ぶのは、人間以上に、からだに異常をきたしたり、生命力そのものが衰弱している危機的な状態を表しています。

競走馬のサラブレッドは、速く走り、レースに勝つためだけに生まれてきた馬です。人で言えば足の中指１本で、その全体重を支えつつ高速で走ることを宿命づけられているのです。

平成25（２０１３）年４月、名種牡馬のブライアンズタイムが、繋養《けいよう》先の北海道ひだか町で放牧中に転倒して、右後大腿骨を骨折。獣医師の判断で安楽死の処置がとられました。種牡馬としては、現役最高齢28才でした。

平成10（１９９８）年の第１１８回天皇賞・秋のレース。断然人気のサイレンススズカが、先頭を走っていましたが、３、４コーナー中間でつまずいたようなしぐさの後、突然失速し、競走を中止しました。左前脚の手根骨粉砕骨折と診断され、安楽死処分されました。そのまま走っていれば、骨折により転倒という事態であったでしょう。

古くは昭和42年（1967）年の阪神大賞典のレース。ダービー優勝馬のキーストンが先頭を走っていましたが、突然脚の骨折をきたして転倒。山本正司騎手は地面に放り出されて意識を消失。キーストンは、折れた脚を引きずりながら山本騎手のところに戻り、安否を気遣うように鼻づらを顔にすり寄せたそうです。キーストンはその後、予後不良で安楽死処分となりました。

このように、サラブレッドは、脚の骨折によって転びます。転ぶような状態となれば、横たえて以後の治療を続けることはきわめて困難なため、安楽死させられます。つまり競走馬にとって、転倒は、死を意味しているのです。

同様にペットとして飼われているイヌやネコも、四本の脚でしっかり歩く、走ることができない状況は、生命力の衰えを表しており、間もなく死を迎えることになるのです。

転びやすい場所のキーワードは「ぬ・か・づけ」

さて、いつでも誰でも（たとえ若くても、スポーツ選手でも）転ぶものとお話ししてきましたが、どこで転びやすいのでしょうか？

転倒しやすい場所には特徴があり、「ぬ・か・づけ」という言葉で記憶しましょう。「ぬ」は濡れているところ、「か」は階段、段差、「づけ」は片づいてないところの意味です。

そうしたところは転びやすく、転倒(同一面上でバランスを失い倒れて受傷したもの：押され、突き飛ばされ、スリップ、つまずき等）したり、転落（高低差のある場所から地表面または静止位置までのスロープなどに接触しながら転がり落ち、受傷したもの）、墜落《ついらく》（高所から地表面または静止位置まで落下し受傷したもの：転落に起因して墜落したもの、および墜落に起因して転落したものを含む。いずれも東京消防庁の定義による）したりします。

（１）すべりやすい場所

屋外で特にすべりやすいのは、路面の材質が急に変わり、すべりにくい路面からすべりやすい路面に足を踏み入れた時。マンホールの蓋や排水溝の格子《こうし》状の蓋《ふた》、工事現場の鉄板の上、横断歩道の白線の上、点字ブロックなどはすべりやすいです。特に雨に濡れた時には要注意です。

階段を降りる時の一段目と最後の一段目はすべりやすいです。雨に濡れていれば、リスクはより高くなります。

屋内では、公共の建物やデパート、ホテルなどの玄関。雨の日の閉じた傘のしずくが床面に垂れていると、その雨滴の上に足を運んだ瞬間にすべって転びます。コンビニエンスストア、ドラッグストア、小規模店舗の店先の床面も同じです。雨の日の駅の構内も、濡れている場所があり、しかも人混みのリスクも加わり、すべって転びやすくなります。

温泉や大浴場、自宅の風呂場など、当然床面が濡れている場所は多く、裸足で足を運び、すべって転ぶことも珍しくありません。

台所の床面の水滴や野菜の切りくず、居間の床面に置かれたチラシ、ツルツルに磨かれた廊下など、自宅にも、すべりやすい場所は少なくありません。

(2) つまずきやすい場所

道路の障害物、突然現れる段差、急にスロープの傾斜が変わる場所、急にすべりにくい床面に変わる場所、玄関先の敷居、部屋の中の電化製品のコード類など、つまずいて転ぶ場所は屋内外に数多くあります。

つまずくかもしれないと用心して歩いていても、予想以上の変化にからだが対応できなくて、やはりつまずいて転ぶこともあるので用心が大切です。

(3) 落ちやすい場所

屋外の階段やエスカレーターでは、降りている時に、後方からぶつけられて前方に

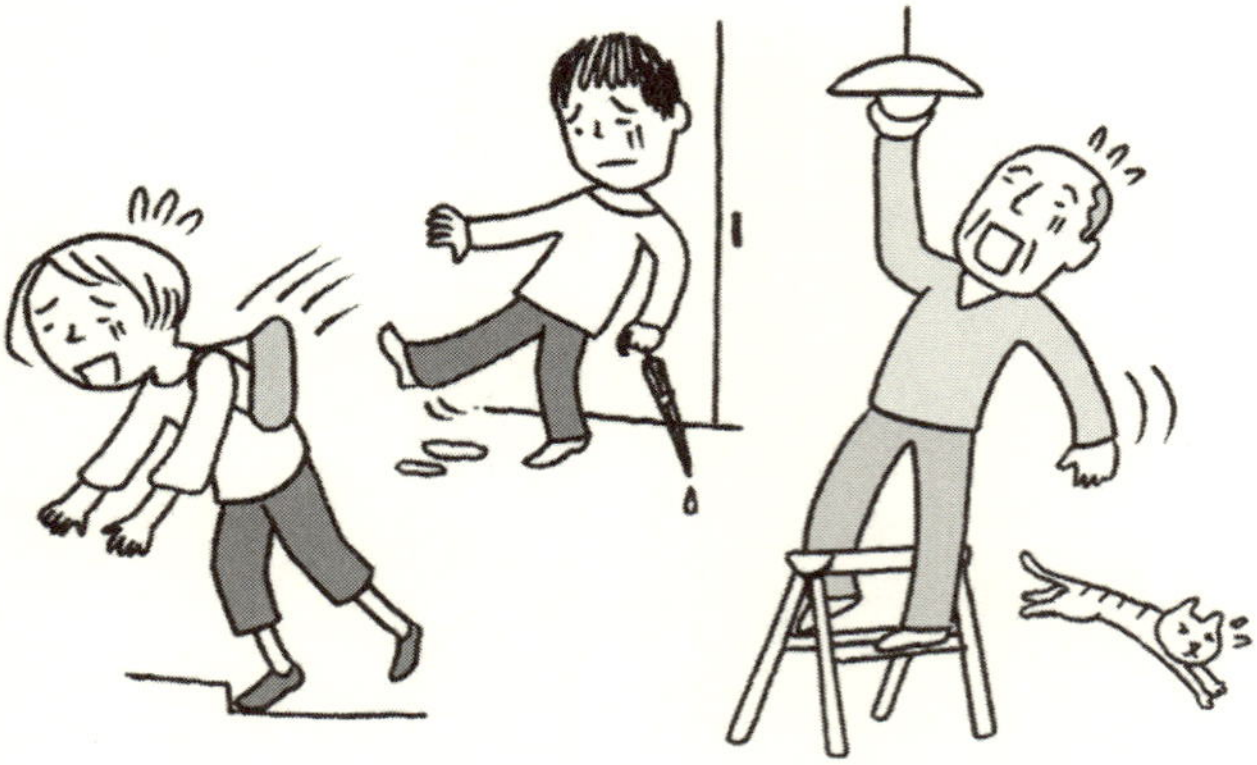

放りだされて落ちることがあります。駅の構内でプラットホームに入ってきた電車に乗ろうとしてあわてて走り降りる人に、衝突されるような場合や歩きスマホをしていて前方の人に気づかずにぶつけられる場合などです。

屋内では、踏み台に乗って高いところの物を取ろうとしたり、整理したりしている時にバランスを崩して落ちることがあります。一人暮らしの高齢者が、自宅で踏み台に乗って、電球や蛍光灯を取り替えようとしている折に、バランスを崩して落ちる場合などがあります。

第2章

あなたのからだの転倒危険度をチェック!

〜11のポイントで「転びやすい人」がわかる〜

1．遊びとスポーツ

子ども時代に何をしていましたか？

「三つ子の魂、百まで」と言いますが、3才頃までに、どんな遊びをしてからだを育んできたかは、それ以後の小学生前、小学生時代の生活や遊び、運動、スポーツへの体験に結びつきます。

しっかりからだを使って外遊びや運動遊び、バレー、サッカー、野球、剣道、水泳、などのスポーツに親しんだ経験のある人は、子ども時代に体力・運動能力が鍛えられ、様々な動作を体験している分だけ足腰も強く、バランス能力にも長けていることが多いのです。

特に、柔道やスキー、スケートは、当初より転ぶこと、転び方の訓練を基本としているため、子ども時代の経験から、大人になってからも万一の際に、ケガをしないような転び方ができることもよく知られています。

2. 体型・体格　太っている人、ヤセている人、どこが危ないのか？

肥満体の人は、重心が高くなり、普通の体型・体格の人よりもバランスを崩しやすく、転びやすいです。

また、肥満に加えて動脈硬化、糖尿病、高血圧、高脂血症などを合併していることも多く、からだ全体の運動機能、感覚機能が衰えており、結果として転びやすいからだとなっている場合が多いのです。

やせの人は、太っている人に比べてバランスは良いように思うかもしれません。ところが別の問題が浮上してきます。骨も弱く、筋肉も弱く、足腰の力が弱く、安定した移動能力が弱いために、転びやすい状況を生み出すのです。

3. 歩き方・歩数

自分のクセに気づいていますか？

その人の歩き方を見れば、転びやすい人かどうかがおよそわかります。

「背中を丸めて足元ばかりを見ている人」は、前方から来る人や自転車、前方に近づく障害物に気づきにくいです。とっさの一歩や回避動作をする準備態勢がとれにくいので、バランスを崩して転びやすくなります。

「腰をやや曲げて上体を前傾した姿勢で歩く人」は、脚が十分に上がらないので、段差などにつまずきやすく転びやすいのです。

「すり足チョコチョコ歩きの人」は、つま先が上がらないので、ちょっとした段差などにつまずいて転びやすくなります。

歩く速度が遅い人ほど転びやすく、速い人ほど転倒しにくいことがわかっています。年と共に「歩くのが遅くなった人」は、転びやすくなっていると考え、要注意です。

図５　日本人の１日の平均歩数

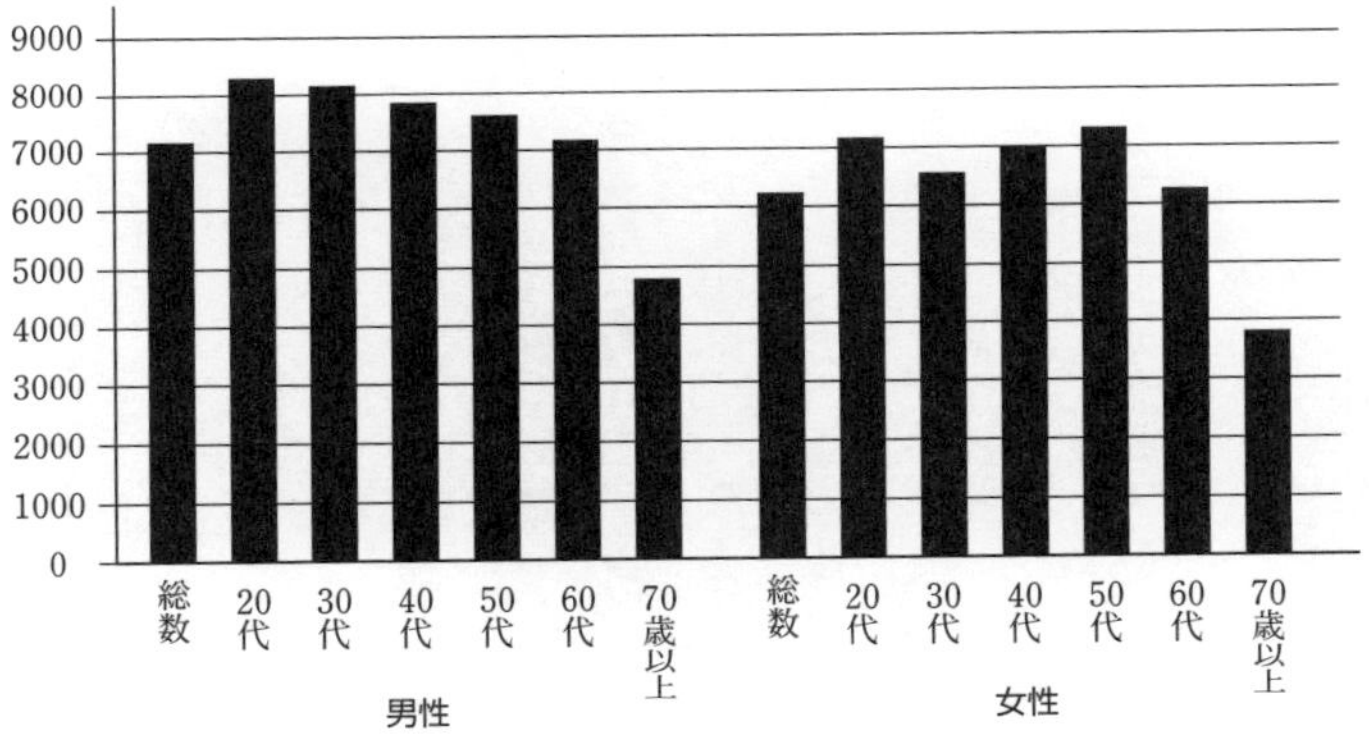

歩数平均値（20歳以上）（歩／日）（2010年）（平成22年国民健康・栄養調査結果より）

後ろ足のつま先でしっかり蹴って歩幅を広げ、かかとから着地するのが望ましい歩き方ですが、これは氷雪地では、すべって転びやすい歩き方そのものになります。この場合は、意識して歩幅を狭くして、上から地面を踏みしめるように足底全体で着地してソロソロ歩くのが望ましいのです。

あまり歩かない人はよく歩いている人に比べて、日頃、脚力・バランス能力を鍛える機会と時間が短い分だけ転びやすいです。成人の一日平均歩数は、男性 約７１００歩、女性 約６１００歩。年代別の平均値は図５の通りですが、歩かなければ歩けなくなり、転びやすくなるのです。

4. 転倒・骨折

1年に何回転びますか？

1回転んだ人は2回転ぶ可能性が高く、1年に2回以上転ぶ人は「転びやすい人」と位置づけられます。

この1年一度も転んでいないという方はいるでしょうか？

1回転んだ人の約56%が1年以内に再び転倒し、そのうち1回転倒が25%、3回以上転倒が31%という外国の研究者の報告があります。

また、前方に転んで手を突いて手首の骨折（橈骨《とうこつ》下端骨折）を起こすことが多いのですが、その骨折を経験した人、特に高齢者では、しばらくした後、転んで次は股関節の骨折（大腿骨近位部骨折）をきたすリスクが高いことがわかっています。

5. 病気・くすり

複数のくすりを飲んでいませんか？

転びやすい状態が、単なる老化や運動不足によるのではなく、様々な病気があり、その症状、サインとして「転倒」という現象が現れることも多くあります。

また、様々な病気のために服用しているくすりの作用・副作用で転倒のリスクを高めることもあります。

転倒のリスク因子として、一例にあげられている病気を表1に、転倒リスクに影響するくすりの作用・副作用を表2に示しましたので、参考にして下さい。

また、服用しているくすりが多くなればなるほど、転倒リスクが高まることがわかっています。特に、5種類以上の薬を服用していると転倒のリスクは大きくなります。したがって病院で処方されるくすりの種類が増えるときには、主治医によく相談して、転倒リスクが高くなっていることに留意したほうが良いのです。

表１　転倒のリスク因子としてあげられる病気

①循環器系

1）不整脈
2）起立性低血圧、高血圧
3）心不全、虚血性心疾患（心筋梗塞など）
4）脳循環障害
（椎骨脳底動脈不全など）
5）一過性脳虚血発作（TIA）
6）脳血管疾患
7）硬膜下血腫、など

③筋骨格系

1）骨関節炎、慢性関節リウマチ
2）骨折・脱臼
3）ミオパチー、など

②神経系

1）パーキンソン症候群
2）脊髄後索障害
3）末梢性神経障害
4）てんかん発作
5）小脳障害
6）認知症、など

④視覚−認知系

1）白内障
2）屈折異常
3）眼鏡不適合
4）緑内障、など

（鈴木隆雄、2002 より抜粋）

表２　転倒の原因となりうる作用・副作用

精神・神経機能の低下	眠気、ふらつき、失神、意識障害、めまい、せん妄（状態）、末梢神経障害、しびれ
運動機能の低下	歩行障害、脱力、筋緊張低下、失調、下肢麻痺、パーキンソン様症状（錐体外路症状）
その他	低血糖、低血圧、視力障害

（小原 淳、2011）

6. 健脚度「歩く、またぐ、昇って降りる」は大丈夫？

転びやすいのは、体力のうち、脚力とバランス能力の衰えや低下が主な原因です。その両者を含めて「転倒回避能力」や「脚の老化度」と呼ぶことができます。いわば「転ばぬ力」です。

脚力についてはいろいろな測定・評価法がありますが、私たちの研究グループでは、健脚度（商標登録 第４７５２８５４）を主に活用しています。

これは①歩く（10ｍ全力歩行時間）、②またぐ（最大一歩幅）、③昇って降りる（40／20㎝踏台昇降）の三つの項目を測定・評価するものです。日常生活の移動動作でなじみがあり、わかりやすく、その測定・評価により自身の脚力の度合いを認識しやすく、次への動機づけになりやすいのです（図6）。

「10ｍ全力歩行時間」は、横断歩道を青信号の間にしっかりと渡り切ることを、「最大一歩幅」は、電車とプラットホームの間、溝や障害物などをまたぐことを、「踏台昇降」は、道路からバスの一段目のステップを昇って、そこから降りることを想定しています。

長い横断歩道や踏切を青信号の間に渡り切れなくて、あわてて走りかけ、つまずいて転ぶという事故もあります。また、駅のプラットホームと電車の間に乗客が落ちて、皆で電車を押して傾け救出したという事故もありました。最近でこそノンステップバスやロースステップバスも見られるようになりましたが、地上からバスの入口の階段を、手すりを使わずにしっかり昇ったり、出口の階段から地上に降りる動作は結構難しいものです。

これらの健脚度の評価が低い人は、転びやすいことを示しています。

同じ人、同じグループが地域の人の健脚度を測定・評価し、その評価値観察すると、脚力の変化をよく知ることができ、以後の生活習慣の改善への参考にすることができます。

図6　健脚度の測定・評価

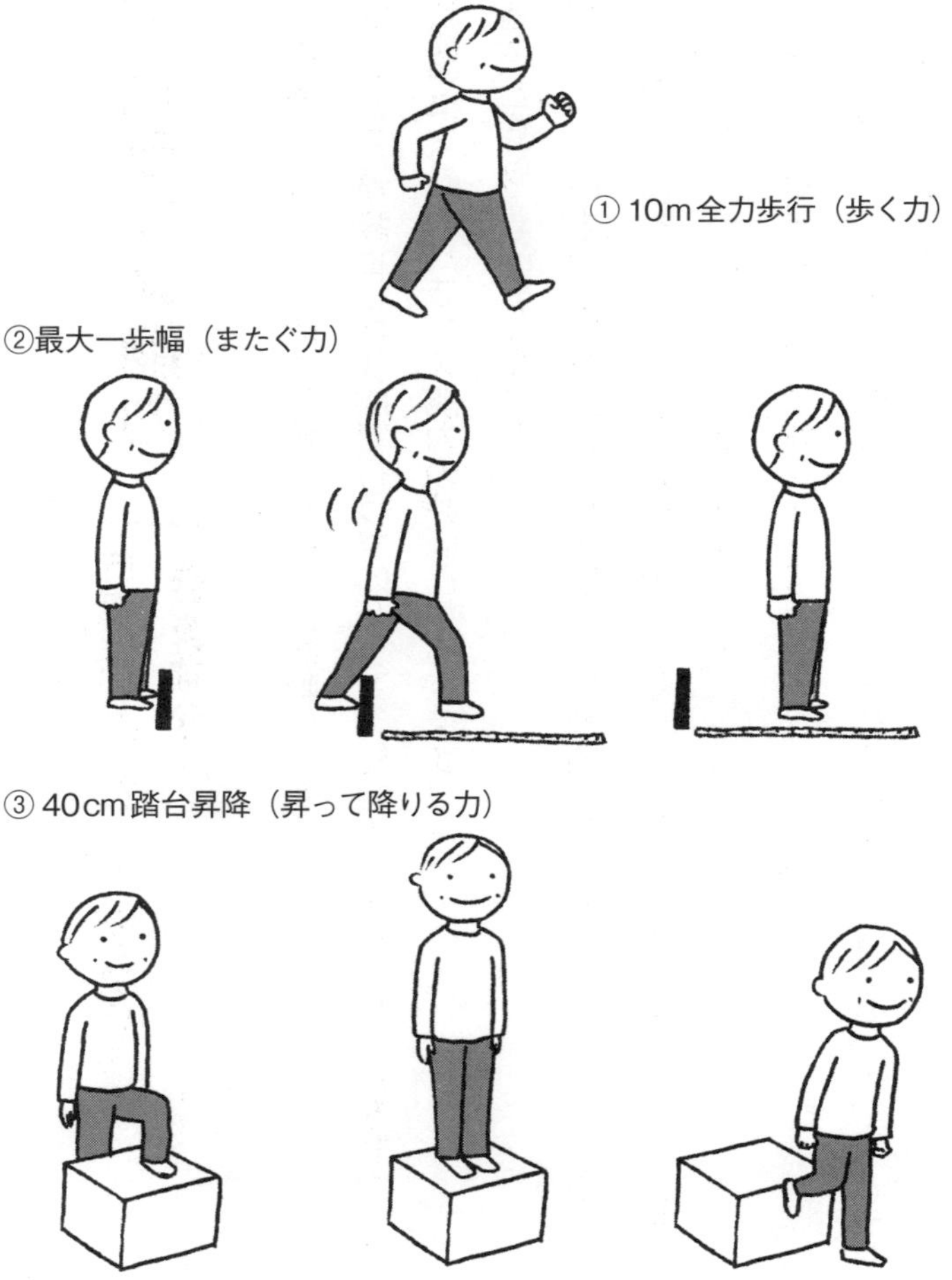
① 10m全力歩行（歩く力）
②最大一歩幅（またぐ力）
③ 40cm踏台昇降（昇って降りる力）

7. バランス能力
「片脚立ち」と「つぎ足歩行」できますか?

脚力が衰え、バランス能力が衰えれば、当然転びやすくなります。そのバランス能力には、からだが静止した状態で行う静的バランス能力の評価と、からだを動かしている状態で行う動的バランス能力の評価とがあります。

前者は、「片脚立ち」が代表です。

片脚で立ち、前方約2mを注視した状態で、何秒間その姿勢を保っていられるかを測定し、最大30秒とします。手の位置は自由とし、支持脚の位置がずれたり、支持脚以外のからだの一部が床に触れた時はすぐに中止します。

右脚支持、左脚支持の両方を測定・評価しますが、この測定・評価の動作の最中に、転倒・骨折をきたした事例があることから、万一の時の支えとなる救助者や壁、支柱などの配慮が必要です。

後者の代表は、「つぎ足歩行」です。

直線（床にテープを貼る。床の木目などの直線を利用します）上を足のつま先とかかとを接続する姿勢を取って、これを交互に行って前進し、10歩可能かどうか、その歩数を記録します。

この歩数が少ない人ほど、股関節部の転倒による骨折のリスクが高まることがわかっています。

図７　バランス能力の測定・評価

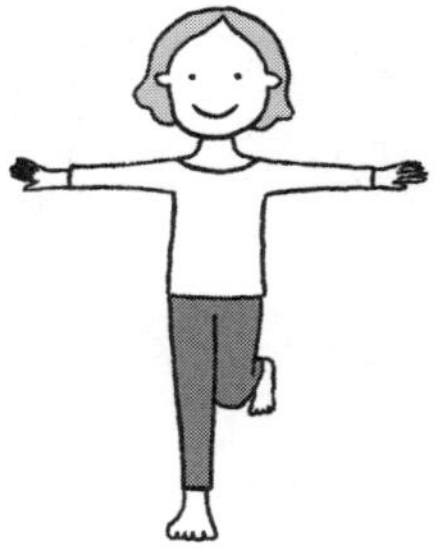

●**片足立ち**

片足で立ち何秒安定していられるかを測定

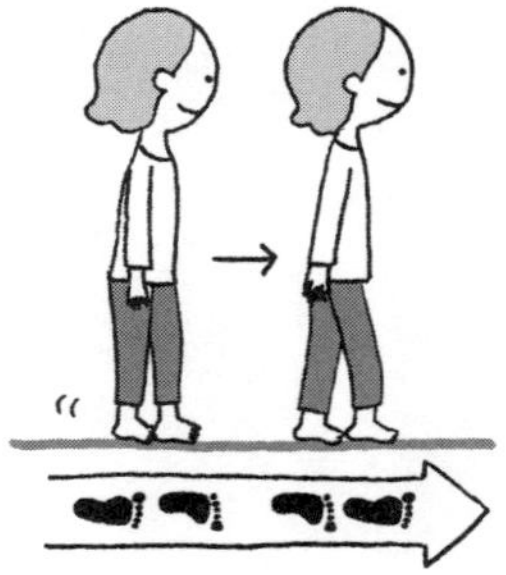

●**つぎ足歩行**

5cm 幅の線上を片足のつま先ともう一方の足のかかとを接するようにする。交互に 10 歩可能か歩数を測定

8. 柔軟性　とっさにからだが動きますか？

からだが硬い人は、とっさの際にからだを柔軟に大きく動かして支えることができないために転びやすいです。

一般的にはからだのバランスを崩すような力が働くと、まず足・足首の力で支え、それが難しくなれば、股関節・腰部で支え、次いでとっさの一歩でなんとかバランスを保とうとします（図8）。

動きが瞬時に上手くできるためには、よく動く柔軟なからだが大切です。したがって、両肩をしっかり上げられる、上体を前方にしっかり曲げたり、後方に反らしたりできる。両脚を前後にしっかり開くことができる、ふくらはぎからアキレス腱をよく伸ばすことができる、などの柔軟性が保たれていることが必要です。それらがしっかりできないほど、からだが硬いのは、転びやすいからだとなってしまうのです。

図８　姿勢コントロール

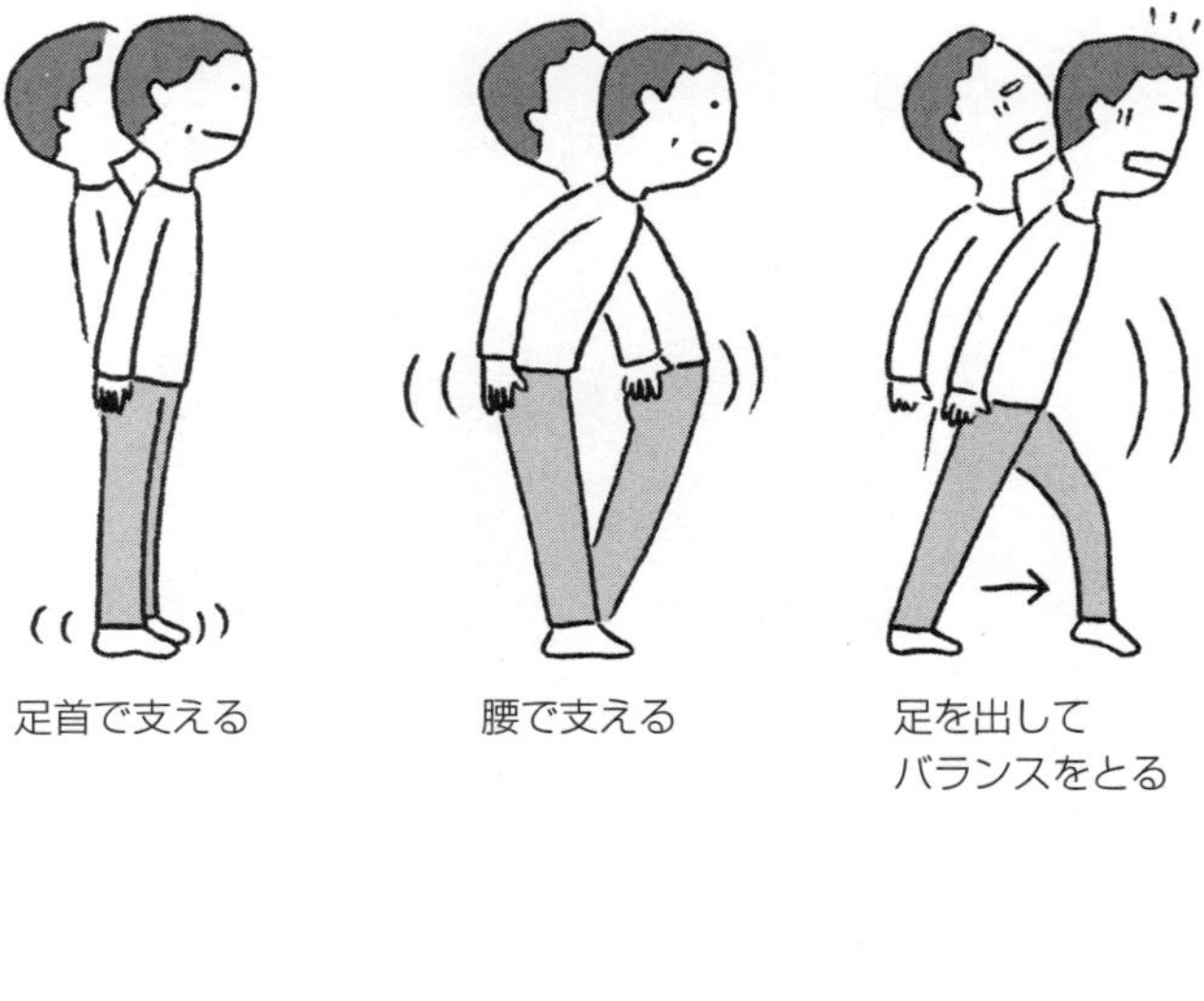

足首で支える　　腰で支える　　足を出して
バランスをとる

9．飲酒

お酒好きならここを注意！

春に酒、夏には酒、秋にも酒、冬はやっぱり酒と、お酒・アルコールは一年中楽しめます。「酒は百薬の長」と言われるように、適度な飲酒は決して悪くはありません。

しかし、「過ぎたるはなお、及ばざるが如し」で、過度の飲酒は様々な事故を招き、本人も大ケガをするし、場合によって他の人に大ケガをさせてしまうこともあります。

泥酔した人を後ろから見ると、「千鳥足」と呼ばれるように、左右の足踏みがジグザグになり、両肩が交互に揺れています。医学的には「失調歩行」と言われ、からだの動きやバランスを調整する小脳の働きが弱った状態とほぼ同様の歩きぶりとなります。

注意力も散漫となり、とっさの時に身を守る反射的な動作が遅れるために、転びやすいのです。転びかけた時に、とっさの一歩を出したり、手を突いたりできないために、同じように転倒してもシラフの時よりも大ケガをするリスクが高くなります。

たとえば、宴会の二次会の帰りに、泥酔状態で終電に間に合わせて駅に到着。ホッとしてホームへ。階段を降りようとして、足を踏み外して転倒して、頭を強打して硬膜外血腫をきたして救急病院へ、などの事例です。

自動車の飲酒運転は法律で固く禁じられていますが、飲酒歩行は法律で禁じられていません。いろいろな条件が重なれば、ほろ酔いから泥酔まで様々なレベルで、転倒事故は起り得ます。しかも転倒事故があっても生命保険の約款《やっかん》の免責条項である「泥酔の状態を原因とする事故」に該当すると判断されれば、保険による給付金もない、からだや心も痛い、サイフも痛い結果となってしまうのです。

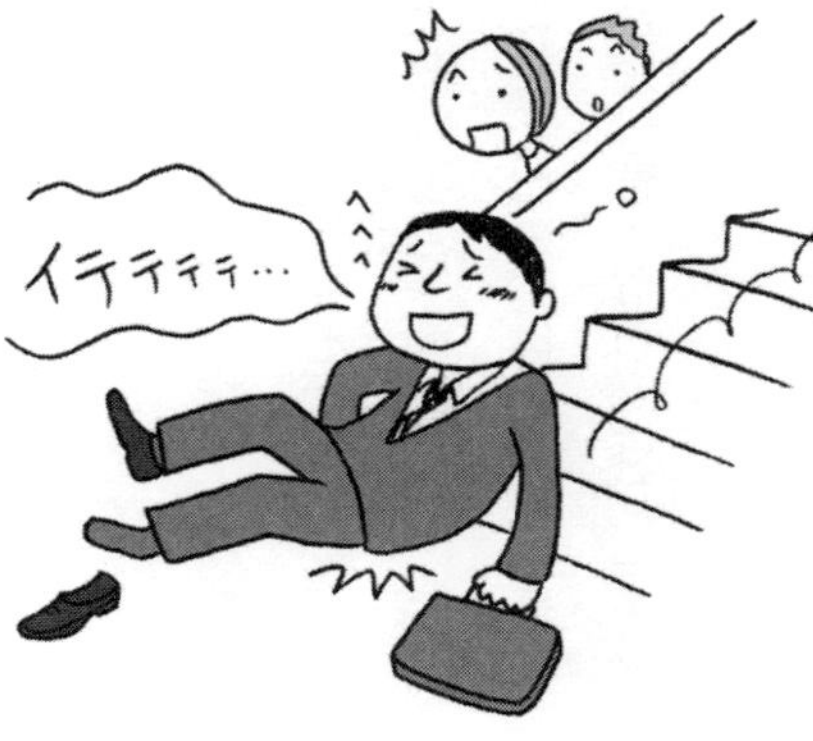

10. 疲労

疲れがたまっていませんか？

どんなに若くて元気な人も、厳しい作業、仕事、家事、出張、旅行などが重なったり続けば誰でも疲れます。いつまでも「疲れを知らない子どものように」活動したい、活動できると自分の中では思っていても、からだがついていかなくなるのは自然なことです。疲労した状態で作業、仕事、活動を行えば、当然、効率は悪くなり、はかどらないばかりか、ミスが増え、思わぬ事故を招きます。

同様に疲労した状態で自宅外の道路、駅、職場などを歩く、またぐ、昇っておりる動作をすれば、脚力やバランス能力をうまく発揮できない、とっさのときの反射的動作が鈍くなるなどして、転びやすく、また転んで大ケガに至るリスクが高くなります。

これは飲酒時の状況と似ています。また、疲労している時に、ストレス解消、うさ晴らしで飲酒した場合には、転倒、それに伴うケガのリスクは倍加することになります。

11．生活習慣　自分の生活すべてに自信がありますか？

一日一日の生活習慣を振り返ってみると、目ざめる時間、朝食の有無、その内容と栄養バランス、通勤等の移動手段、日中の活動状況、昼食、夕食の時刻と栄養バランス、飲酒、喫煙、運動・スポーツ、入浴や休息の方法と時間、就寝の時刻など、一つひとつの営みの連続により、それぞれの人の生活習慣が形作られています。

毎日の良くない習慣の積み重ねによって引き起こされる病気を「生活習慣病」と呼び、糖尿病、脳卒中、肥満、心臓病、脂質異常症、高血圧などがその中に含まれます。

実は、転倒も生活習慣病の一つと考えてもよいのです。というのは、良くない習慣、運動不足やアンバランスな食事・栄養などにより、肥満か動脈硬化に象徴されるようなからだの内なるひずみが生まれ、そのために運動機能、感覚機能が衰え、低下して、転倒し、骨折などの大ケガをする結果を生むからです。

第3章

将来転ばないための5つの生活習慣

～できることから始めてみよう～

転倒は、良くない生活習慣の積み重ねの結果起こる現象で、いわゆる生活習慣病の一つとみなすことができます。となれば、良くない生活習慣を是正し、なくし、良い生活習慣に少しずつ切り替えていけば、いつか転倒を防ぐ、転ばない生活、転ばない人生に結びつけることができるのです。

1. 頑張らない運動で、からだを動かそう

「何か健康のために運動していますか?」という質問がしばしば発せられます。それに応じた回答は、「ジョギング」「ゴルフ」「テニス」「水泳」「ボーリング」など、いわゆるスポーツ種目であることが多いのです。

決して間違いではありませんが、形、施設、設備、服装・用具などが定まった身体活動でなければ「運動」とはとらえられないというある種の強迫観念のような思いが、社会全体に広がっているのかもしれません。

でも、何もそんなに無理して頑張らなくてもいいのです。成人の健康増進という観

点からの「運動」は、もう少し幅広く柔軟に考える方が良いでしょう。つまり、普段の暮らしの中の家事やご近所での作業、職場の身体活動も含めて「運動」ととらえると、特に時間・空間・仲間や施設・設備、服装・用具を工夫・準備しなくても、無理なく永く運動実践を継続することができます。

たとえば、朝のストレッチングやラジオ体操、散歩、通勤の移動手段を工夫して歩く距離・時間を増やす。職場内や打ち合せ、営業等の際に歩くことやエレベーター・エスカレーターの代わりに階段を使うことを心がける。建物内のトイレに行く時にできるだけ遠い場所にあるトイレを利用するなどの工夫を積み重ねることで、かなりの運動量をこなせます。

自宅にいて仕事や家事をする人は、なるべくよく歩く、階段を使って移動することを心がけ、こまめに動きます。「普段の暮らしが自然な訓練」ですから。ゴミ出し、お使い、買い物など、日常の家事やちょっとした用事も、考えようによっては、運動の時間なのです。

サラリーマン川柳の「ゴミ出し日　すてに行かねば　すてられる」に象徴されるよ

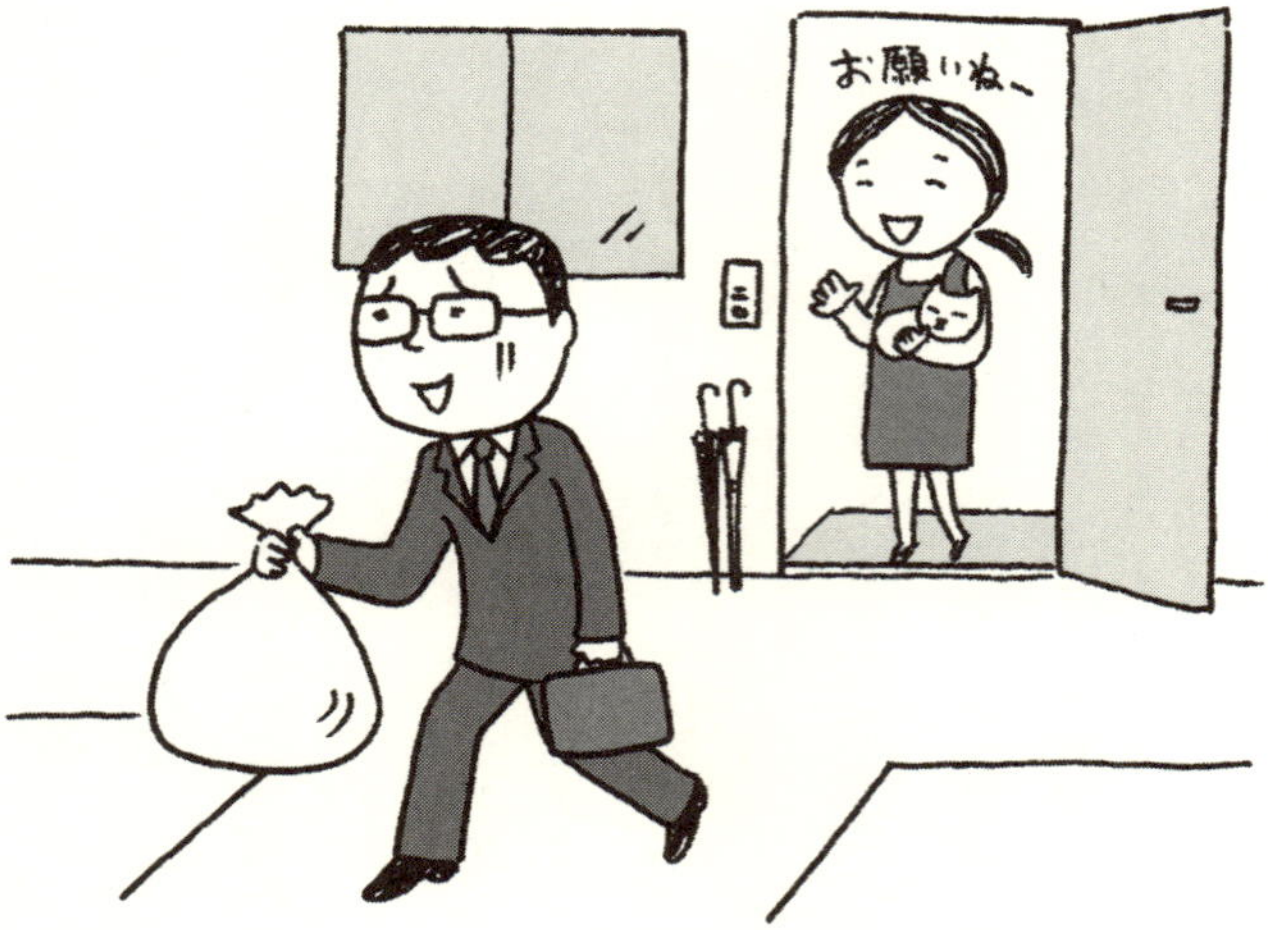

うに、日々しっかりからだを動かさないでいると、いつかすてられてしまうかもしれません。

人間のからだは「使わなければ ダメになる」。女優の水谷八重子さんも「使ってないとサビてくる サビたらなかなか動かない」という言葉を私に伝えてくれたことがあります。

この言葉の通り、使ってないと機械にサビがつくように、からだもサビてきて、しっかり動かせなくなり、結果転びやすいからだとなってしまうのです。

2. 散歩に日光をプラスしよう

日光を浴びると紫外線の作用で皮膚ガンになる、なるべく日光は浴びない方が良いと思っている人が少なくありません。もちろん過度な紫外線は、白色人種でも黄色人種でも、皮膚ガンのリスク要因の一つであることは確かです。しかし、「日光浴」、「日干し」「お日様」「お天道様」などの表現があるように、人間のからだを健康に保つためには、適度に日光を浴びることは、とても大切なのです。

特に、日光を浴びることにより、皮膚でコレステロールの一種（7‐デヒドロコレステロール）からビタミンDが作られるのです。普通、人間の体内では、ビタミンを作り出すことはできませんが、ビタミンDだけは、日光の作用のおかげで体内で作り出すことができ、そのため「サンシャイン・ビタミン」とも呼ばれています。

ビタミンDは、カルシウムとリンの小腸からの吸収を良くし、骨の代謝を活発化し、骨を丈夫にする作用があります。したがって、これが不足すると、子どもではくる病、

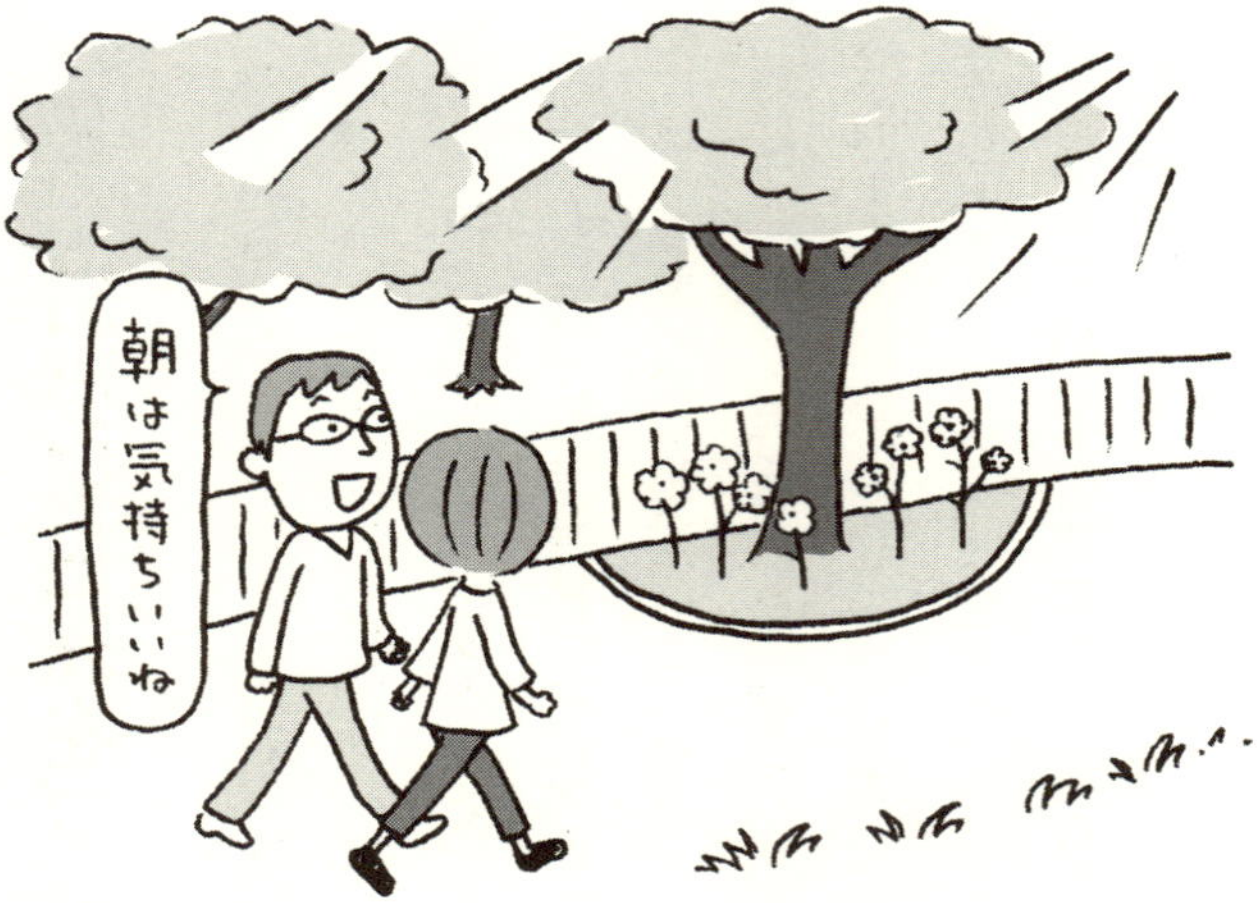

成人では骨軟化症、骨粗鬆症を引き起こし、骨折しやすい状態が生まれます。

最近では、ビタミンDに筋肉や神経を活性化する働きがあり、さらには転倒予防の効果もあることがわかってきています。

したがって、日光を浴びて散歩をしたり、ウォーキングをしたりという習慣を続けることが、自然に転倒を防ぎ、骨折を防ぐことに結びつくのです。

それに加えて、街中、各地域を歩いて巡れば、四季折々の樹々、草花、空、雲、川、海、風など、花鳥風月を楽しむことができます。思わず「美しい」「清々しい」「芳しい」「麗しい」などの形容詞が口に出るほど、感性が磨ぎすまされるものです。

「人がボケるか ボケないかは、感性が保たれているかどうかにかかっている」という「ボケ治療の神様」とまで信頼されている脳神経外科医 金子満男 氏の言葉があります。日光を浴びての散歩、ウォーキングは、骨にも筋肉にも感性にも良い栄養になるはずです。

３．無理なく楽しくエクササイズを続けよう

「無理なく楽しく30年」が、健康のためのエクササイズの基本です。「無理なく」とは、そのエクササイズでからだを痛めたり、ケガや故障、重大事故をきたさないよう、正しく安全な方法で行うこと。「楽しく」とは、そのエクササイズが辛く苦しくしかも痛みを伴っているような内容、方法、程度、指導法ではなく、そこに行くのが楽しい、エクササイズをして楽しい、仲間と会って楽しい、また、行きたくなるほど楽しい、笑顔でエクササイズが大切です。「30年」とは、三日坊主ではなく、３カ月、３年と

永く続けることができ、次第に生活習慣化し、振り返ってみたら、5年、10年、20年、30年と自然に継続していたというようなやり方が良いでしょう、という意味です。

(1) ストレッチング(筋伸ばし体操)

筋を伸ばし、関節を動きやすくし、からだの柔軟性を高めます。

立った状態、椅子に座った状態や、横になった状態で行う方法があります。自分のからだの状態にあった方法で、なるべく毎日伸ばしましょう。**毎日が無理なら、「4・3の法則」と私が名付けていますが、週7日のうち、4日は行いましょう。あと3日はサボっても良い**、でも永く続けることが大切です。朝、一日の活動を始める前や運動前、またはゆっくりできる時間を選んで行いましょう。

ストレッチングのよくある間違いは、はずみをつけること、力を入れて息を止めること。痛みを感ずるくらいに強く伸ばすなどです(図9)。

これらの間違いをしない正しいストレッチングのポイントは、以下の4つです。

図９　よく見られる間違ったストレッチング

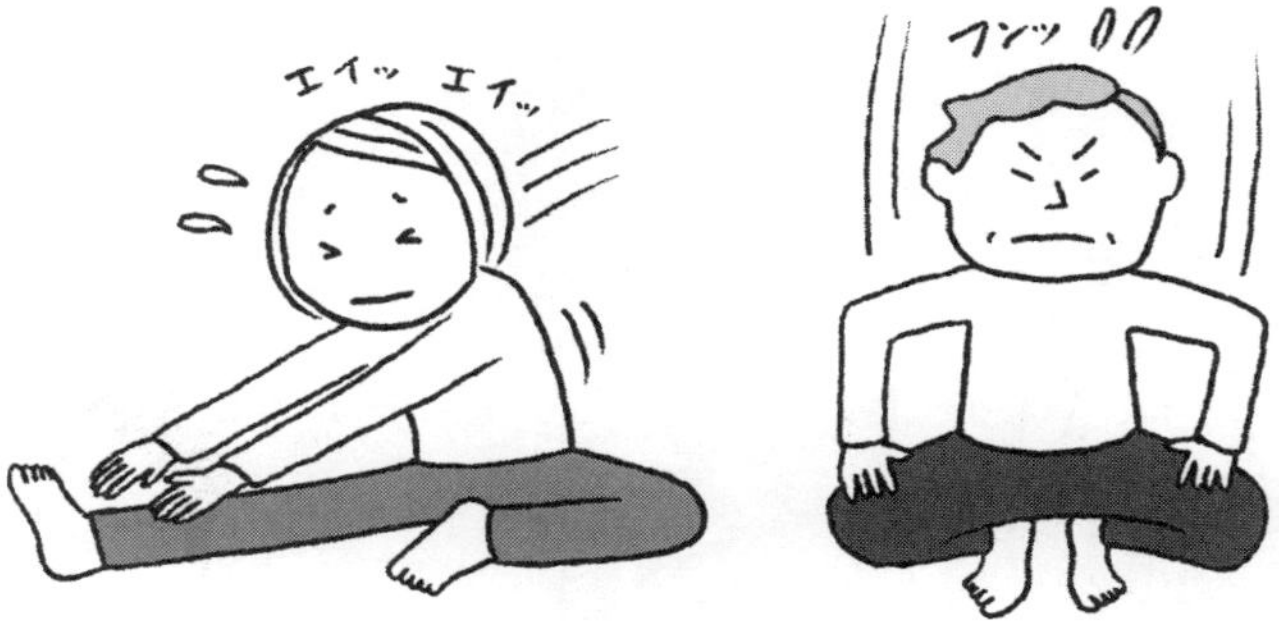

反動をつける　　力を入れて息を止める

ストレッチング（筋伸ばし体操）のポイント

① 伸ばす筋肉を意識しながら行う
② はずみをつけず、ゆっくり伸ばす（目安30秒）
③ 痛みのない範囲でその姿勢を保つ
④ 呼吸は自然にする。

実際に定期的に行うのがおすすめのストレッチングを以下に示します（図10、図11）。

図10　朝のストレッチング　――寝床から起き上がる前に

1日の活動を始める前のストレッチングで、からだがなめらかに動きやすくなります。点線部分を意識して伸ばしてみましょう

① 手・足の指をグー・パー、目覚めさせましょう

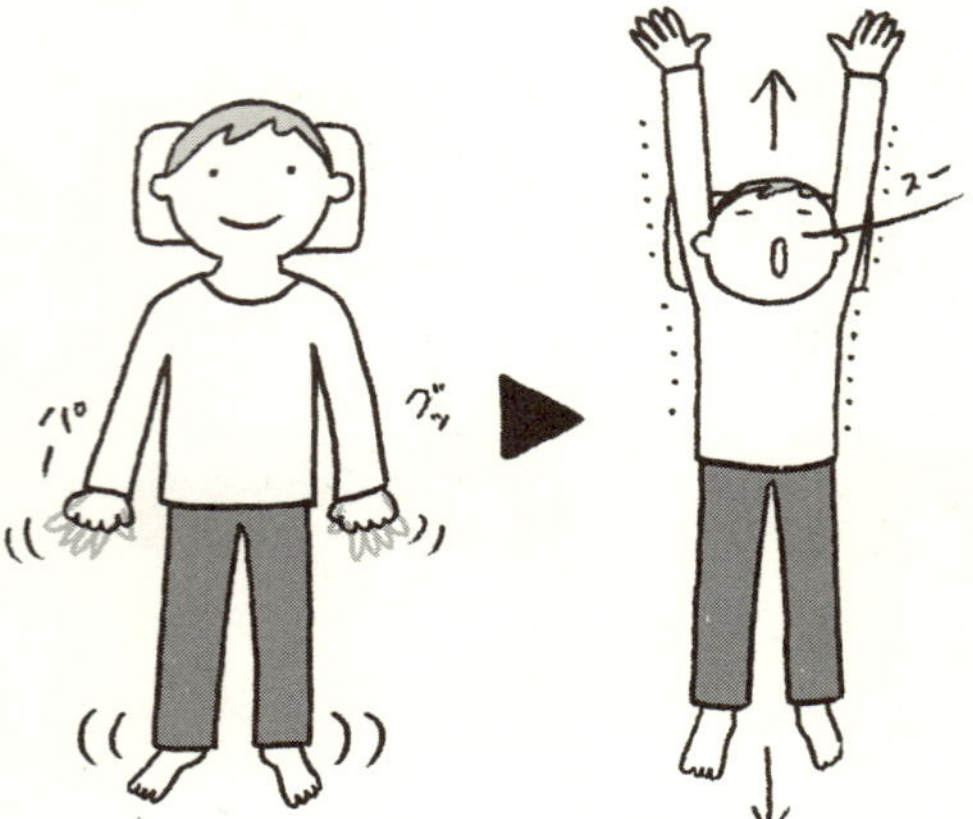

手足の指先まで意識して動かす

背伸びをしながら、息を吸い込み、ゆっくり吐く。

② 膝を抱えて腰の後ろを伸ばす

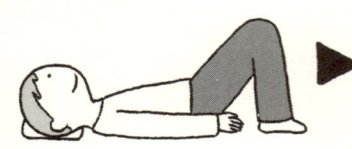

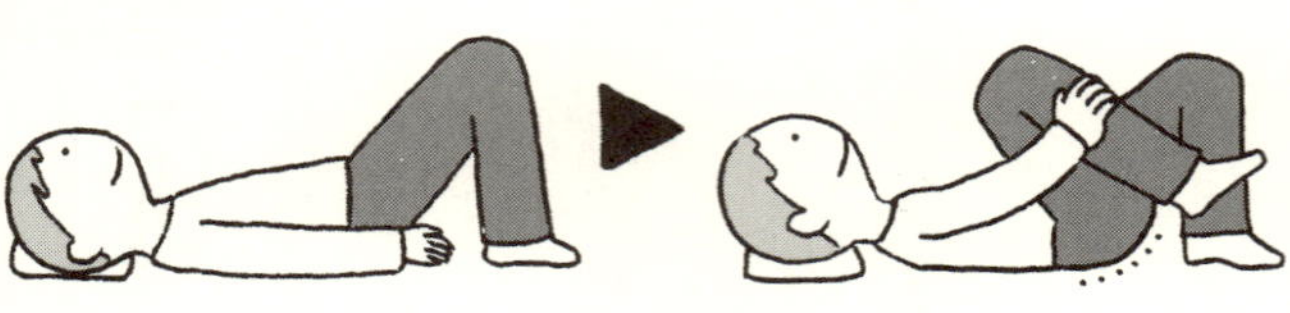

両膝を立てる

片膝ずつ両手で抱える

③ ももの内側を伸ばす（カエルのポーズ）

両膝を立てた状態から外に開く

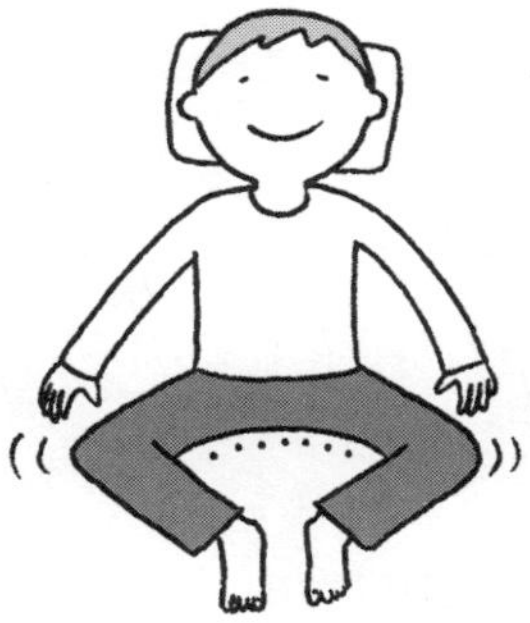

④ 胸の前から背中、腰まで伸ばす（ネコのポーズ）

四つ這いになる

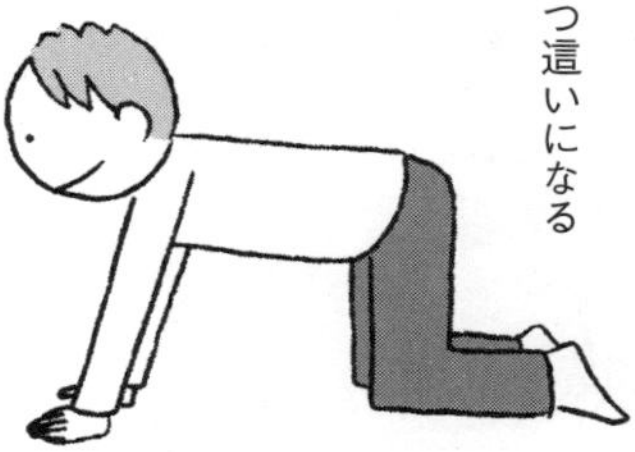

▼

首・肩の力は抜くこと

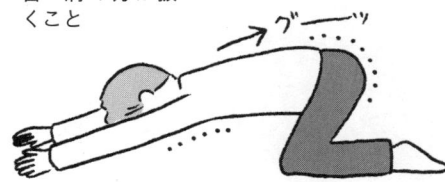

両手を前に出して、お尻を後ろに突き出すようにする

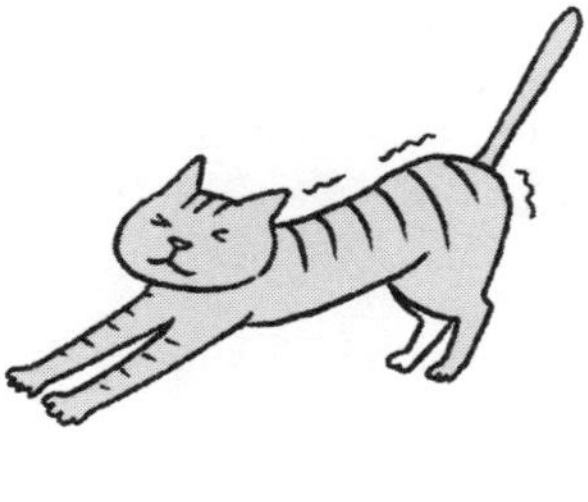

図11　暮らしの中のストレッチング　——運動前や生活の中で

姿勢を保つとき、移動するときに支えとなる大切な筋肉です。
点線部分を意識して伸ばしてみましょう。

① ももの付け根（腸腰筋）

床で行う方法

四つ這いになり、片足を立て「かけっこのスタート」姿勢をとる。

もう一方の足の甲を地面につけたまま後ろに引いて腰を落とす。

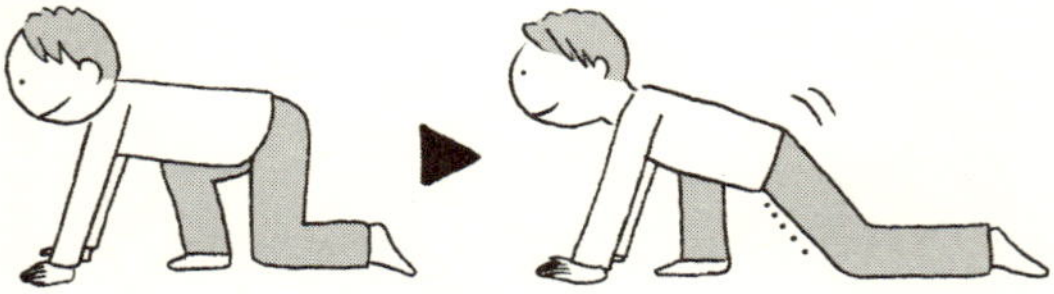

椅子を使う方法

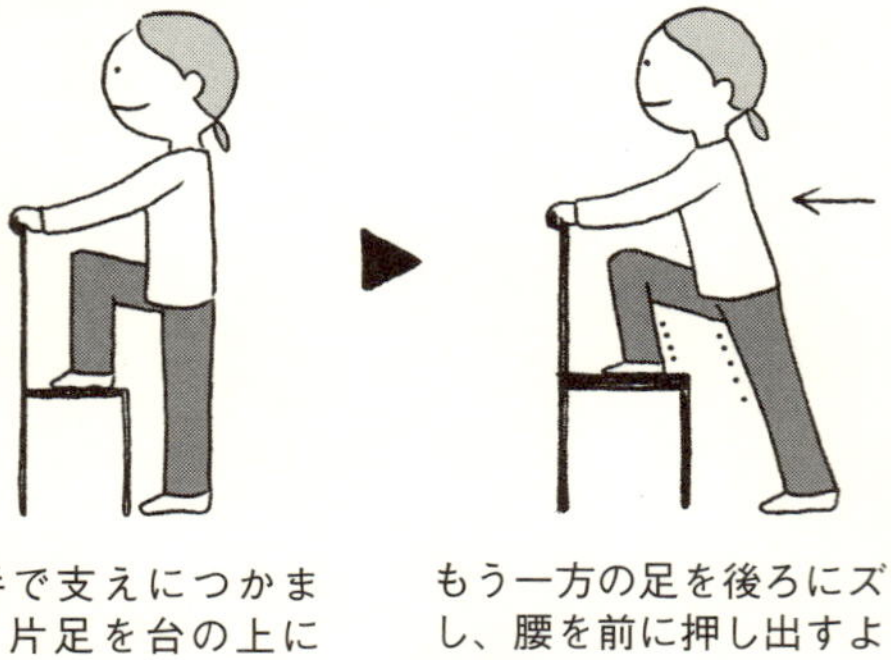

両手で支えにつかまり、片足を台の上に乗せる。

もう一方の足を後ろにズラし、腰を前に押し出すようにする。
椅子に乗せた前足の足首（アキレス腱）も同時に伸びる。

注意　前足の膝が痛いとき、前足のかかとが浮いてしまうとき、姿勢を保つのがつらいときは椅子を利用する。上体の力を抜き、もものつけ根が伸びているのを意識すること。

② 背中（広背筋）

腕を上に上げる動作で使います。硬くなると腕、腰、背中の動きが悪くなり、姿勢も前かがみになります。

床で行う方法

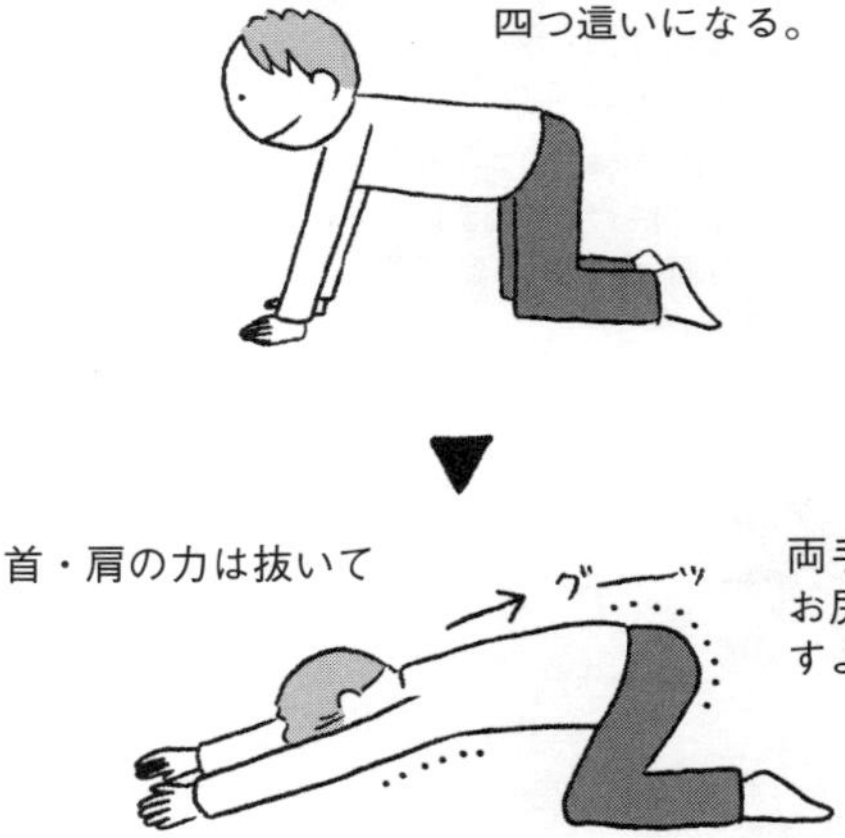
四つ這いになる。
首・肩の力は抜いて
グーッ
両手を前に出して、
お尻を後ろに突き出
すようにする。

立って行う方法

壁や手すりにつかまり、
足を肩幅に開いて立つ。

両足を後ろにズラしながら、
お尻を後ろに引く。

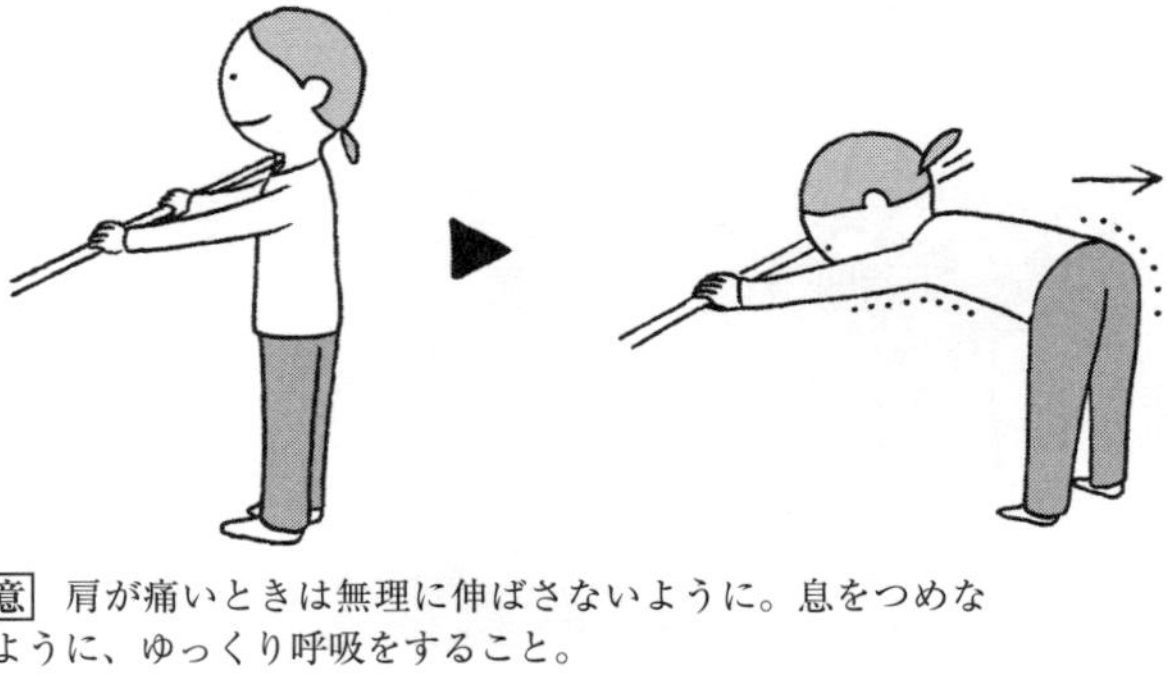

注意　肩が痛いときは無理に伸ばさないように。息をつめないように、ゆっくり呼吸をすること。

③ 太ももの裏側（大腿屈筋群）

膝を伸ばすときや、腰を前に曲げる動作で使います。硬くなると腰にかかる負担が大きくなり、腰痛のもとになります。

床で行う方法

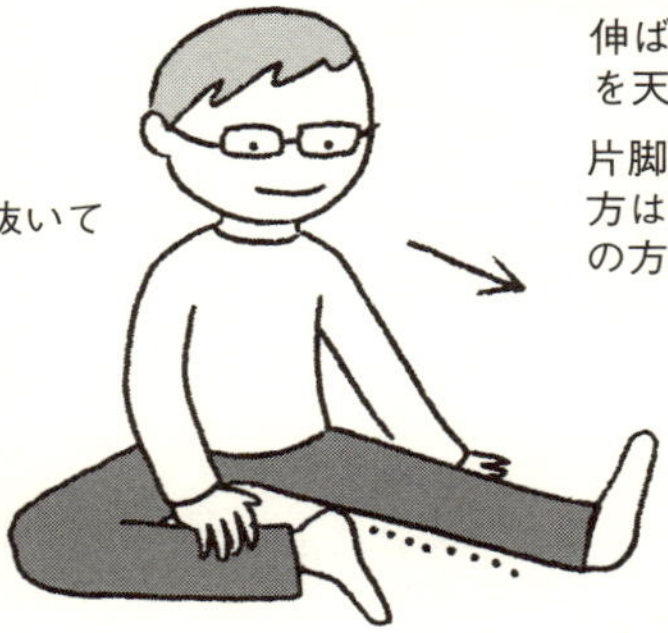

片脚を伸ばし、もう一方は曲げ、伸ばした脚の方向に上体を倒す。
肩の力を抜いて

椅子を使う方法

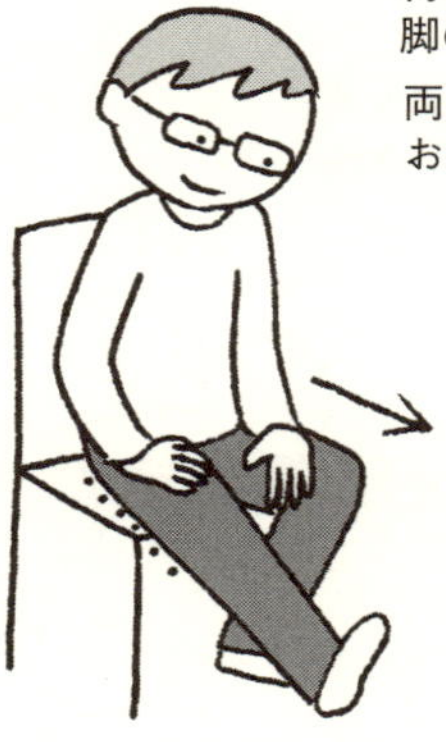
椅子に浅く腰掛け、片脚のかかとを前に出す。
両手はもものつけ根におき、上体を前に倒す。

注意　痛みのあるときは両足を伸ばしたままか、椅子に座って行う。伸ばしている脚の膝を手で無理に押さないように。

④ ふくらはぎ（腓腹筋）

歩くときの蹴りだしや、階段の昇り動作で使います。

日常的に使う筋肉で疲労がたまりやすいので、よく伸ばしましょう。

床で行う方法

壁や手すりにつかまり、膝とつま先を正面に向けて肩幅で立ち、片脚を後ろに引く。

後ろ脚のかかとを地面につけたまま、前脚の膝を曲げて腰から前に出すように、重心を前に移動する。

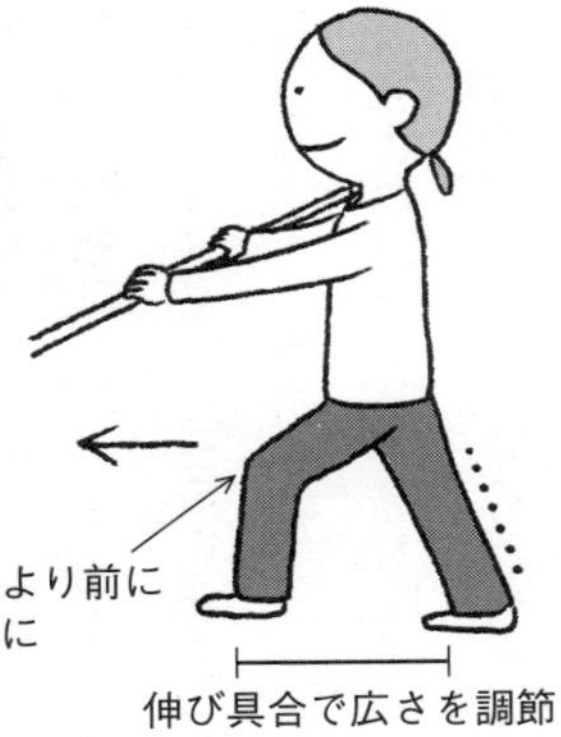
膝がつま先より前に
出ないように
伸び具合で広さを調節

階段や段差を使う方法

手すりを持ち、片脚ずつ伸ばす。

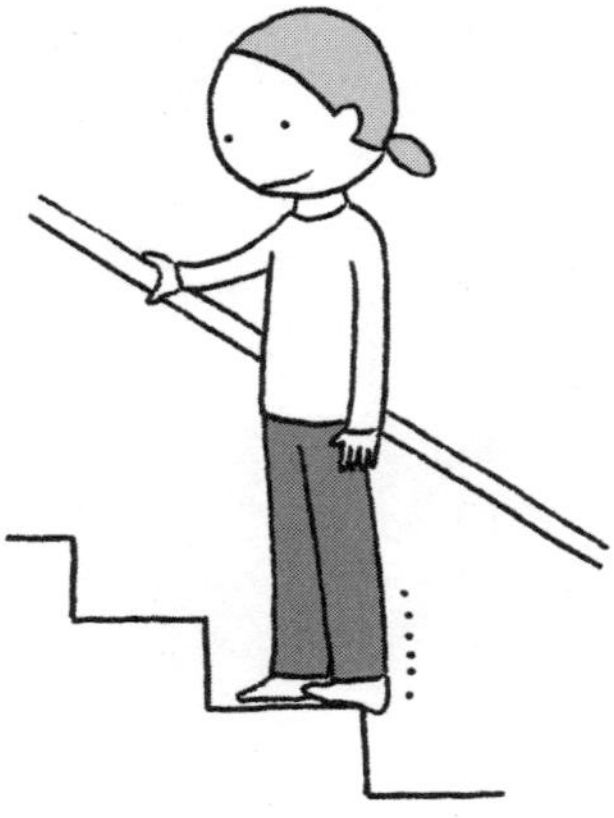

注意　後ろ脚のつま先が外を向いていると、ふくらはぎが伸びない。つま先を正面に向け、前脚の膝を曲げ、腰から上全体を前に移動させるようにすること。

誰でも年を取るにしたがって、筋力も低下してきます。何もしなければ弱くなる一方ですが、日常生活の中で、自分のできる動作（歩く、またぐ、昇って降りるなど）をしっかりと行ったり、わずかな時間でもよいので、やや大きな力を出す運動をすることで、衰えを緩やかにすることができます。

ここでは、普段の生活の中で、いつでもできて、あまり負担（運動の強さ、心理的なストレス）とならない筋力強化エクササイズを紹介します。

（2）筋力強化エクササイズ

このエクササイズを、毎日行う必要はありません。前に述べたように「4・3の法則」にしたがって、1週間のうち4日は行い、3日はサボってもよいのです（図12）。

また、日常生活の移動の際に、エレベーターやエスカレーターをなるべく使わないで、階段をしっかり昇ったり、降りたりする習慣を身につければ、それ自体が自然な脚の筋力強化エクササイズになります。階段を見たら、避けて通るのではなく、自分に与えられた筋力強化マシーンと考えて、積極的に使うようにしましょう。ただし、いつでも必ず階段を使わなければならない、二段昇りでなければならないなどと固く考え過ぎないで、時にはエレベーター、エスカレーターで移動しても良いのです。要は、永く続けられることが大切ですから、決してまなじりをつり上げて階段を昇ったり降りたりする必要はありません。

図12　筋力強化エクササイズ

すねの前の筋肉を強化でき、つま先が上を向くようになり、つまずきにくくなります。電車・バスを待っている間や、台所でお鍋・やかんを見ている間でもできます。

① かかと立ち

安定しているものにつかまって行う。
膝と股関節を曲げずに、まっすぐにし、つま先を天井に向けるように上げる。

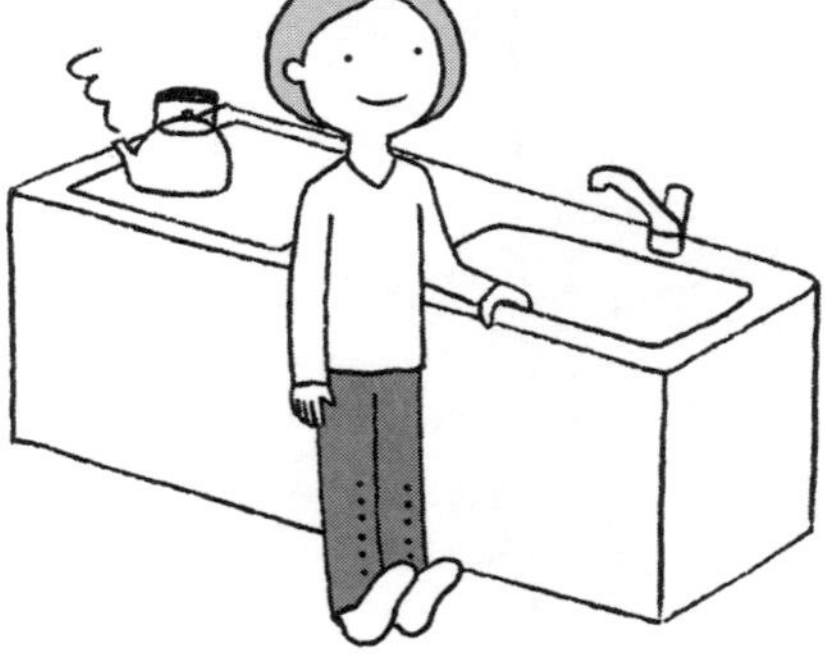

回数は１０～２０回。個人のからだの状態によって、できる範囲で行うこと。一度上げたら５秒くらい、その状態を保ち、戻す。

ふくらはぎの筋力を強化し、歩くときにしっかりと
つま先まで蹴りだせるようになります。

② つま先立ち

安定しているものにつかまって行う。

膝と股関節を曲げずに、まっすぐにし、かかとを持ち上げてつま先立ちに。

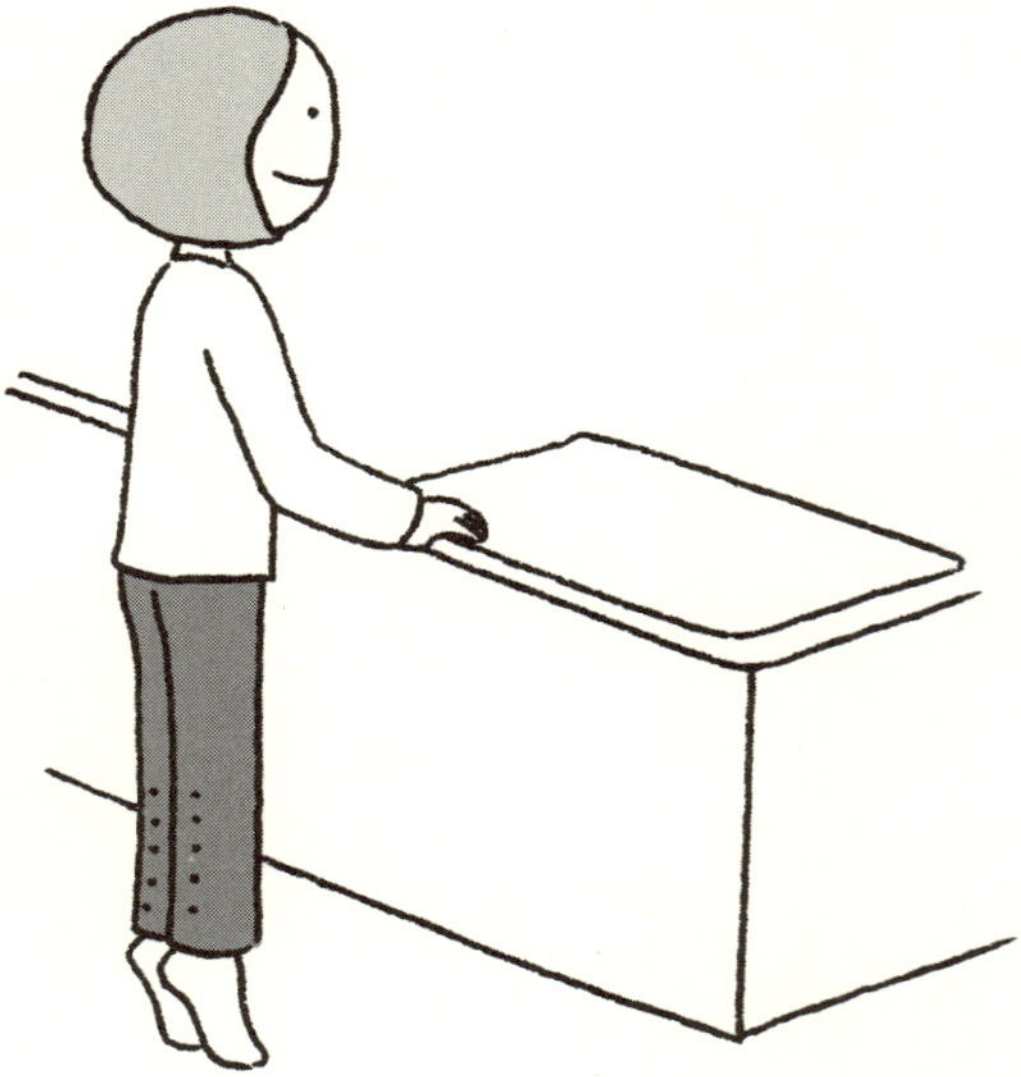

回数は 10 ～ 20 回。個人のからだの状態によって、できる範囲で行うこと。一度上げたら 5 秒くらい、その状態を保ち、戻す。

注意　つま先やかかとを上げるときに、息は止めずに、普通に呼吸を続けること。

③ ザ・あし文字

太ももの前の筋肉の強化により、歩行が安定します。
テレビのコマーシャルの間でも手軽にできます。膝の痛みを防ぐ効果もあります。

椅子に深く腰掛け、背もたれに背中をぴったりつける（代償行為を防ぐ）。手で椅子をしっかり握る。

上げるほうの足は、まっすぐに伸ばし、その状態で空中に文字を書く。

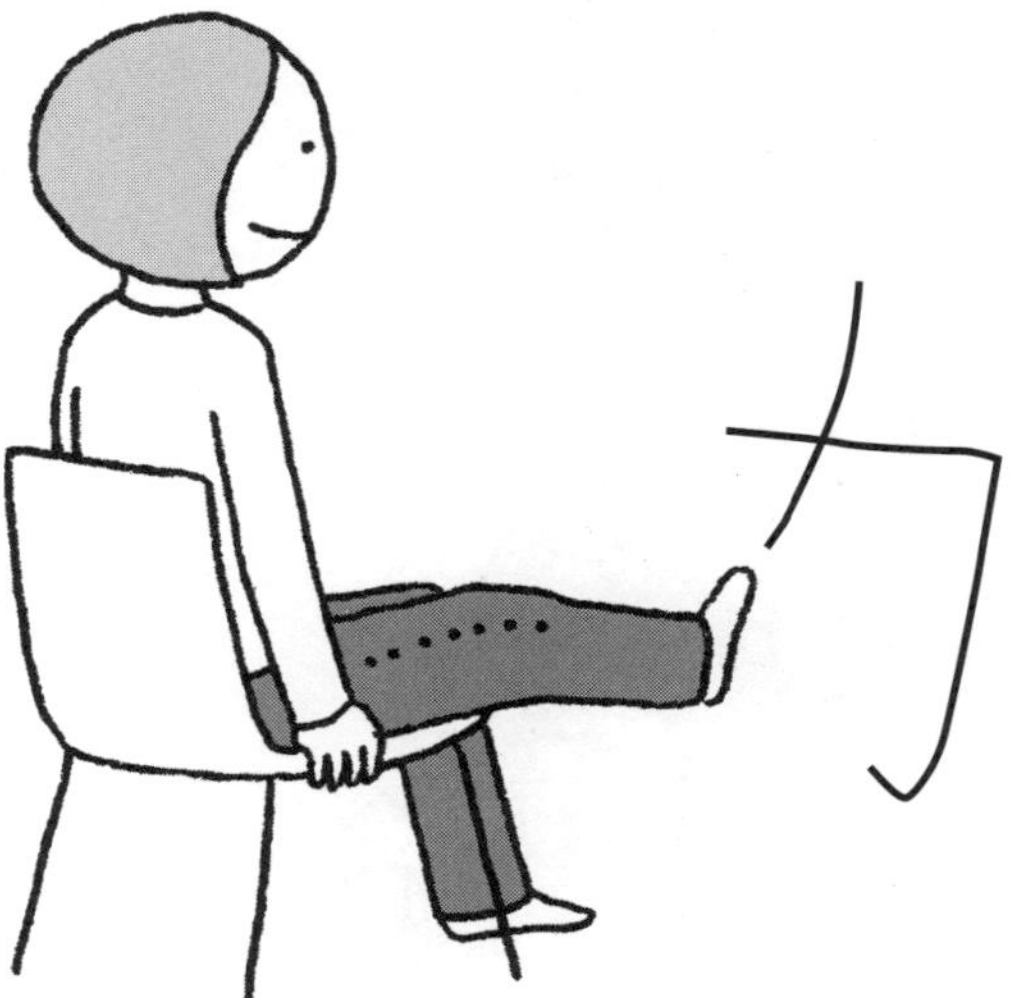

上げないほうの脚は、
床にしっかりつけておく。

脚で書く文字は、たとえば名前。右足で自分の名前、左足で家族や友人の名前を漢字で書くなど。かなり疲れるので、左右１日１人ずつで十分。

２人（複数）で行うときは、お互いなんと書いたか当てっこクイズにすると楽しくできる。

太もものつけ根の筋力を強化し、歩くときにしっかり脚が上がるようになります。

③ もも上げ

椅子に深く腰掛け、背もたれに背中をぴったりつける（代償行為を防ぐ）。手で椅子をしっかり握る。

上げるほうの膝を軽く曲げ、お尻が浮かない程度に持ち上げ、5秒保持して戻す。持ち上げる高さは10～20センチ。あまり高く上げなくてOK。

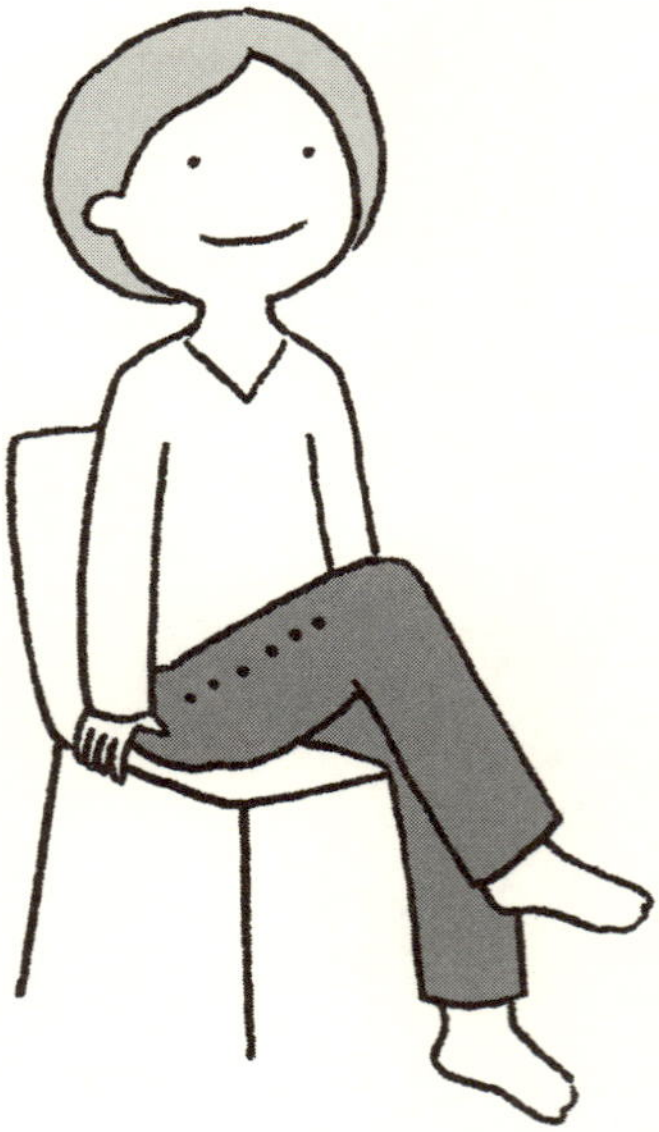

上げないほうの脚は、
床にしっかりつけておく。

回数は個人のからだの状態によって異なりますが、左右それぞれテレビのCMの時間（30～60秒）くらいが目安。歌番組などの歌に合わせて行うと楽しくできる。

太ももがかなり疲れるので、左右とも1日一回ずつで十分。

注意 息をこらえず、普通に呼吸をすること。からだをねじったり、背中をそらせたりすると別の運動になってしまうので、要注意。

（３）エアロビクス（有酸素運動）

体内に酸素を取り入れつつ行う全身運動として、アメリカのケネス・Ｈ・クーパー博士によって提唱されたのが、エアロビクスです。

その後、レオタードを身につけて音楽に合わせて独特の振り付けでダンスを主体として運動するエアロビクス・ダンスが普及したこともあり、エアロビクスと言えば、このエアロビクスダンスと同義語のようにみなされていますが、ウォーキング、ジョギング、水中歩行、水泳、クロスカントリースキーなども間違いなくエアロビクスなのです。

いずれも酸素を取り入れつつ行う全身運動で、20分以上持続して行うことなどが基本です。

ウォーキングでは、いつもの歩行よりも速いスピードで歩くこと、背筋を伸ばして腕を大きく振ること、後ろ足のつま先を蹴っていつもより大またにすること。かかとから着地すること、頭を上に引き上げ前方を見ることなどがポイントです。ただし、肘を直角にまげて無理に大またになり、眉間に縦ジワを作って鬼のような形相で行う必要はありません。無理に大また歩きをし過ぎると、腰を痛めることがあります。

温水プールなどでの水中歩行は、お薦めのエアロビクスです。

水深は腰から胸くらいまでのところで歩きます。陸上の歩行よりも、水中では浮力のため脚が高く上がりやすく、また前から水の抵抗が加わるために、上体が後ろに傾きがちになりやすいので、上体をやや前に傾ける気持ちで行うのが良いでしょう。

25m、50m、100mと前歩き、後ろ歩き、横歩き、もも上げ歩き、大また歩き、つま先歩き、かかと歩きなどを組み合わせると、単調さがなくなり、安全で効果的なエアロビクスとなります。

図13 水中歩行

① 前歩き＆後ろ歩き

前歩き

歩きやすい歩幅で、前方へゆっくり進む。脚と反対側の腕を前に出しながら歩いても OK。

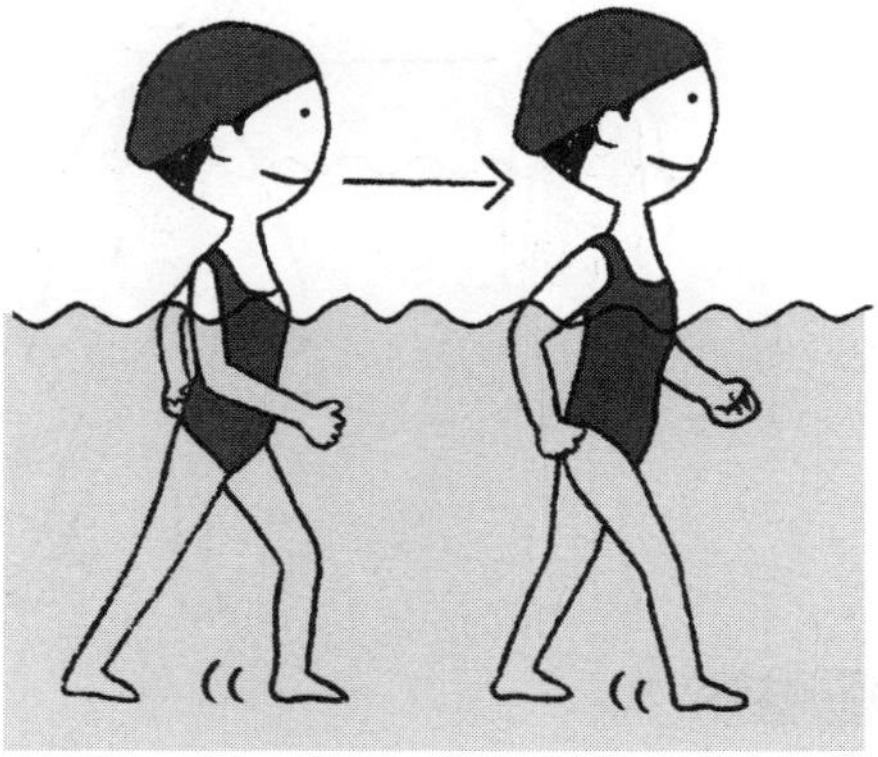

後ろ歩き

無理のない歩幅で、後方にゆっくり進む。上体をやや前傾させると歩きやすいですが、お尻は突き出さないように。

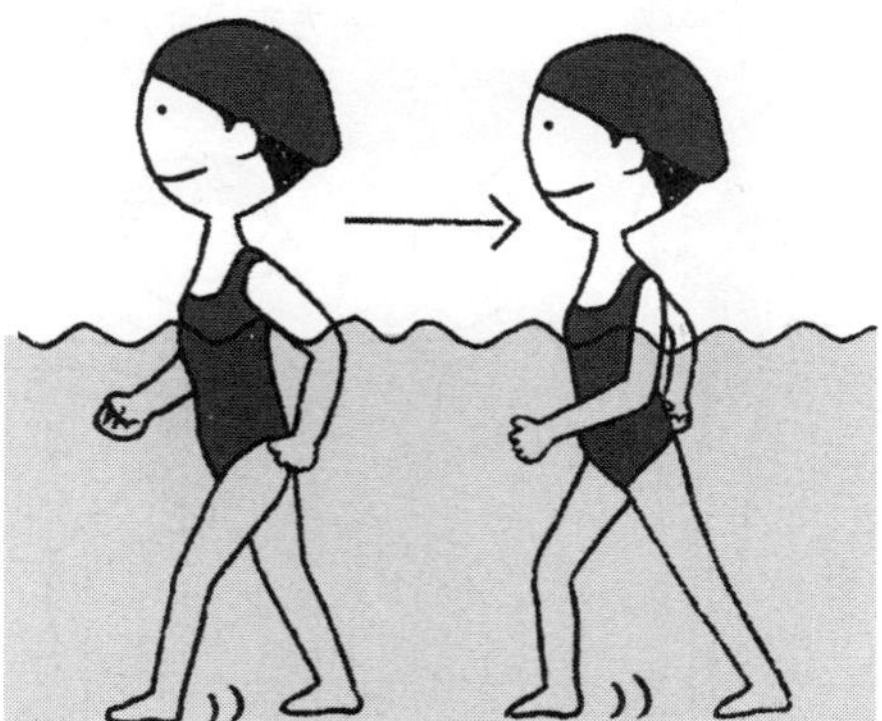

② 横歩き

片脚を横に腰幅程度に軽く踏み出し、反対側の脚を引き寄せる。
つま先は正面に向けたまま。右方向、左方向、両方向行う。

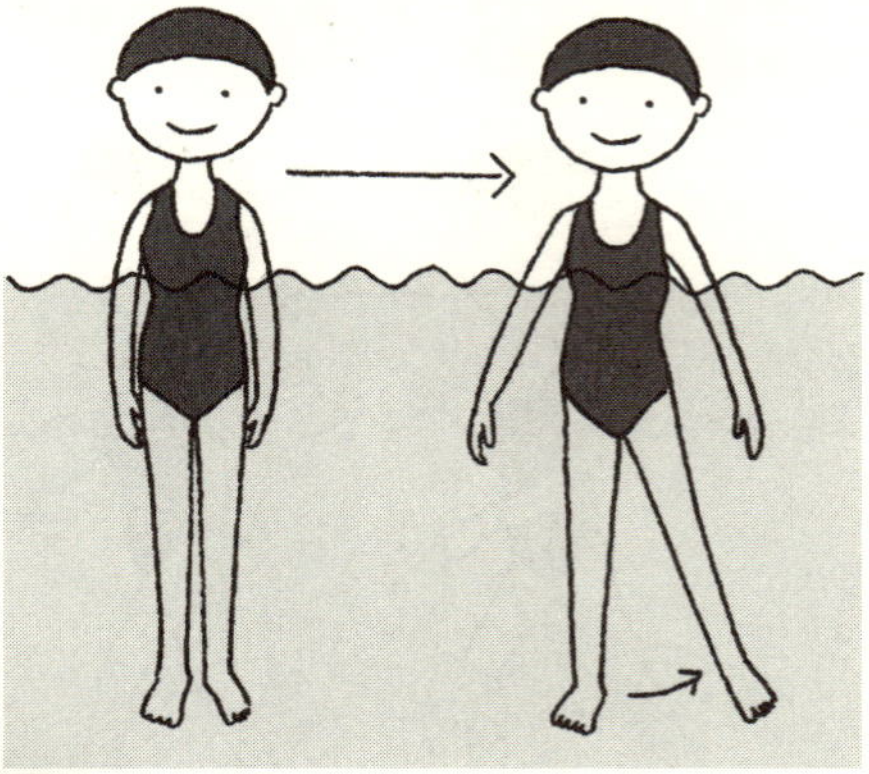

屈伸

片脚を横に腰幅よりやや大きく踏み出し、着地と同時に膝をしっかりと曲げる。反対側の脚を引き寄せながら、立ち上がる。

屈曲時、膝とつま先の向きが同じになるように意識すること。

右方向、左方向、両方向行う。

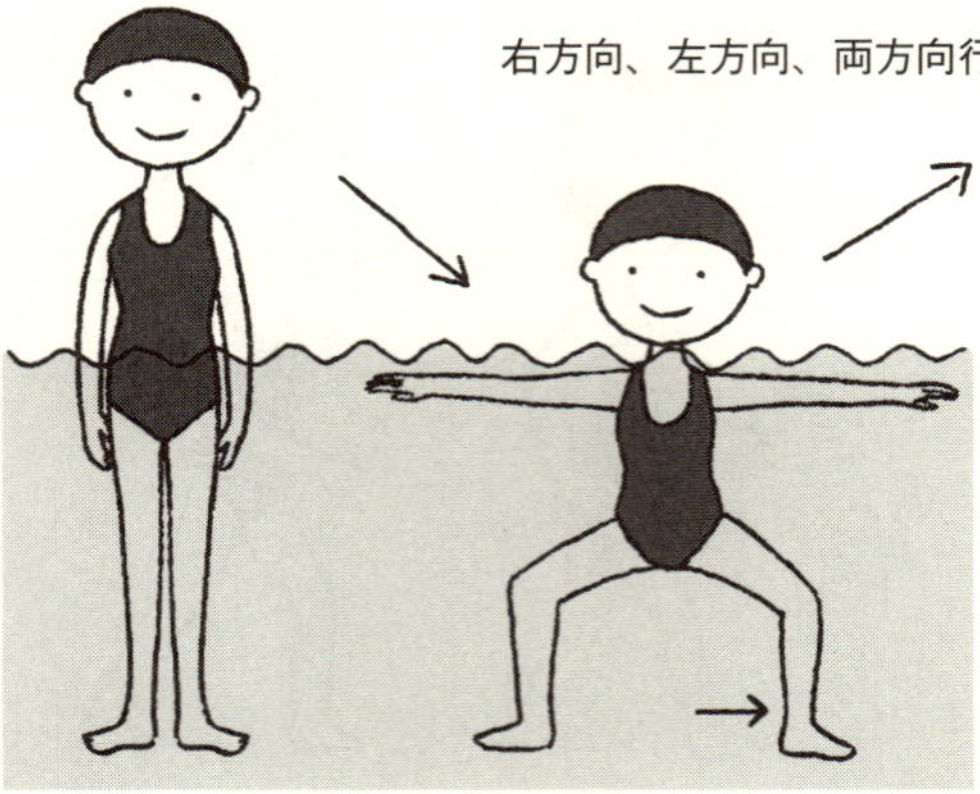

③ もも上げ歩き＆大また歩き

もも上げ歩き

膝を水面近くまで持ち上げながら、前方へゆっくり進む。
足をおろすときは足の裏で水を踏みしめるように。
脚と反対側の手を前に出し、肘を引きながら歩いても OK。

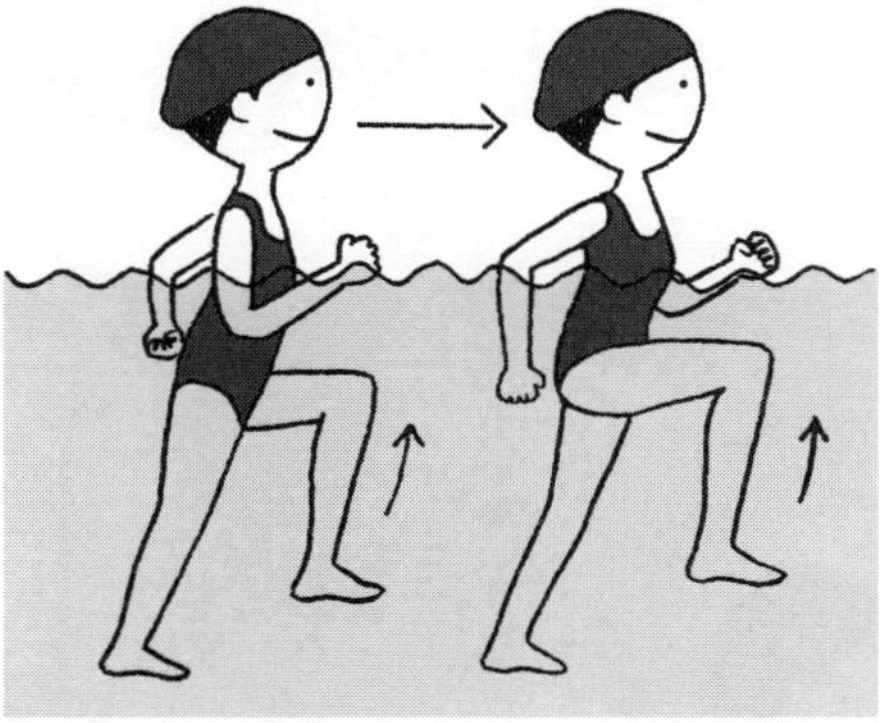

大また歩き

膝を上げ、前に大きく一歩片脚を踏み出し、着地と同時に前の膝をゆっくりと曲げ、肩まで水中に入る。

後ろ足のかかとは浮いていても OK。

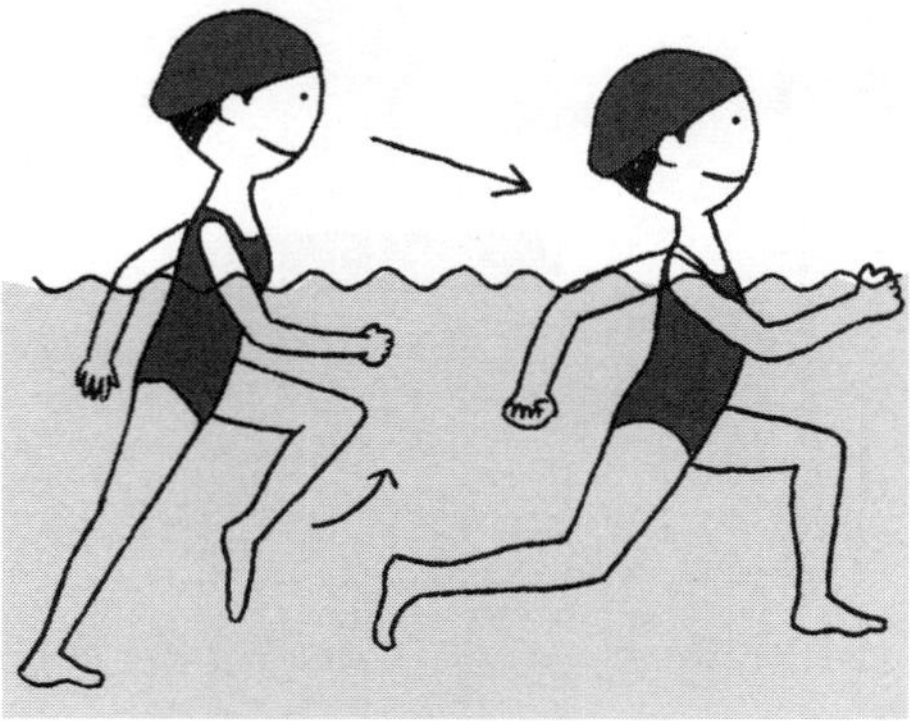

④ かかと歩き＆つま先歩き

かかと歩き

膝を伸ばしたまま、つま先を持ち上げ、お尻を突き出さないように後ろに歩く。
歩幅は小さめのチョコチョコ歩きでOK。

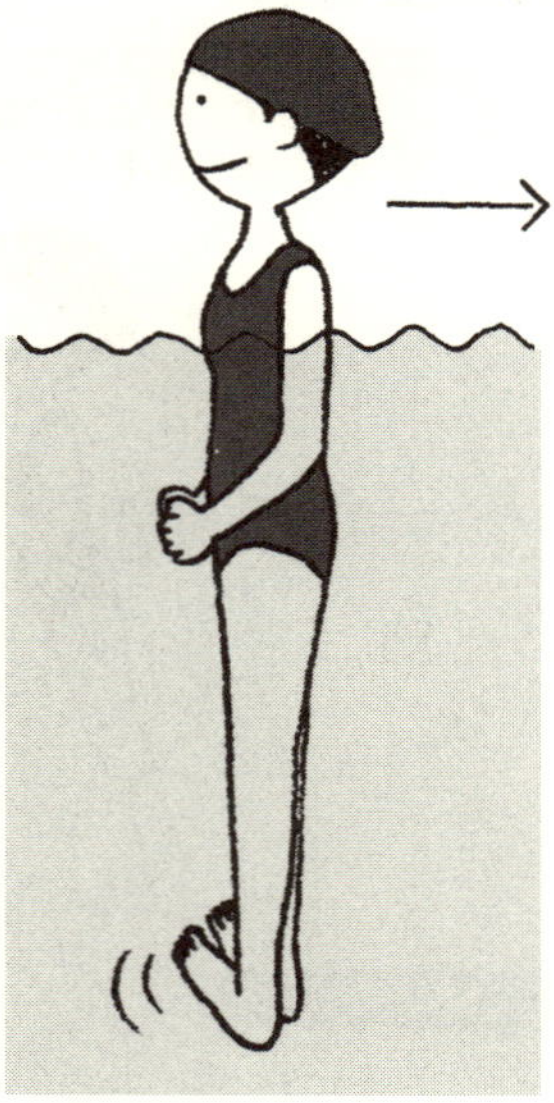

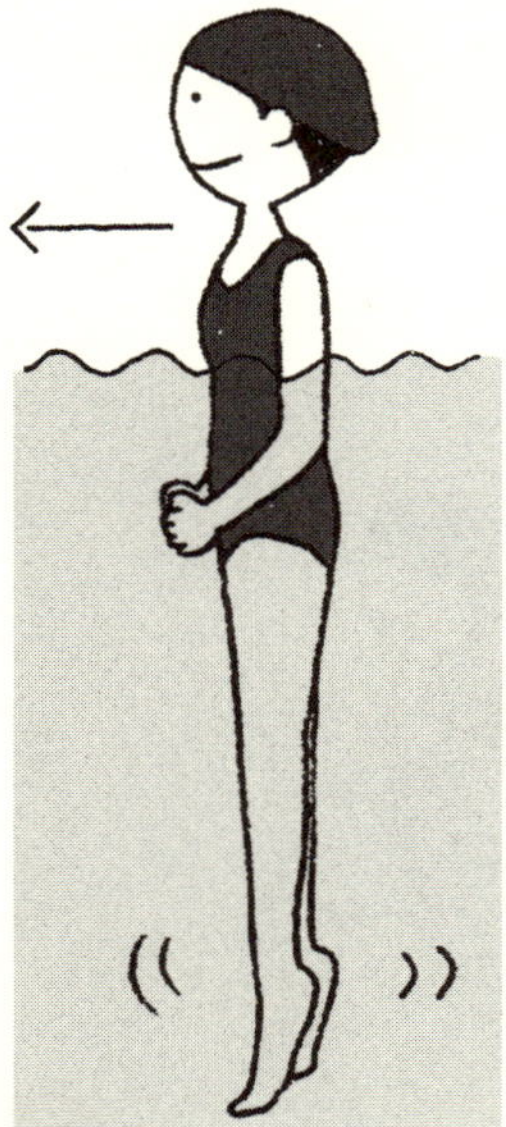

つま先歩き

膝を伸ばしたまま、殿部に力を入れ、つま先立で前に歩く。
歩幅は小さめのチョコチョコ歩きでOK。

（4）バランス・エクササイズ

ここでのバランス・エクササイズは、「バランスをとる能力」と「しっかり支える筋力」の両方を鍛えることが目的です。日常生活の中で、特別な用具やトレーニング機器などを使わずに、簡単に行えるものを取り上げていますので、できるものから始めてみましょう（図14）。

図14　バランス・エクササイズ

10歩まで続けて前進できますか？

① つぎ足歩行

下を見ても OK。
腕、手の位置は自由。

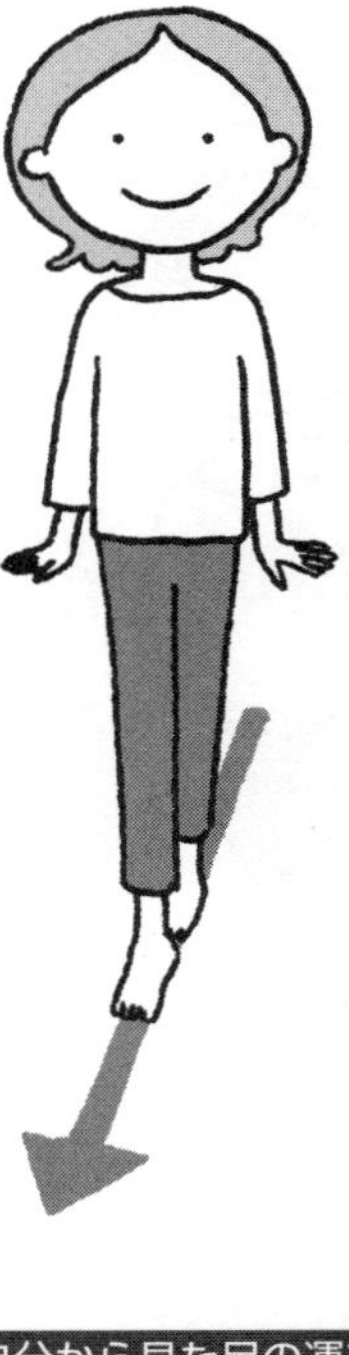

自分から見た足の運び方

できるだけ、つま先とかかとをつける。
家の中では素足で行う。
足の指一本一本を意識しながらバランスをとること。

② 交差歩行

左右の両方向へ、それぞれ10歩ずつ続けて移動できますか?

足元を見ても OK。
腕・手は自由。
できるだけ両足を
くっつける。

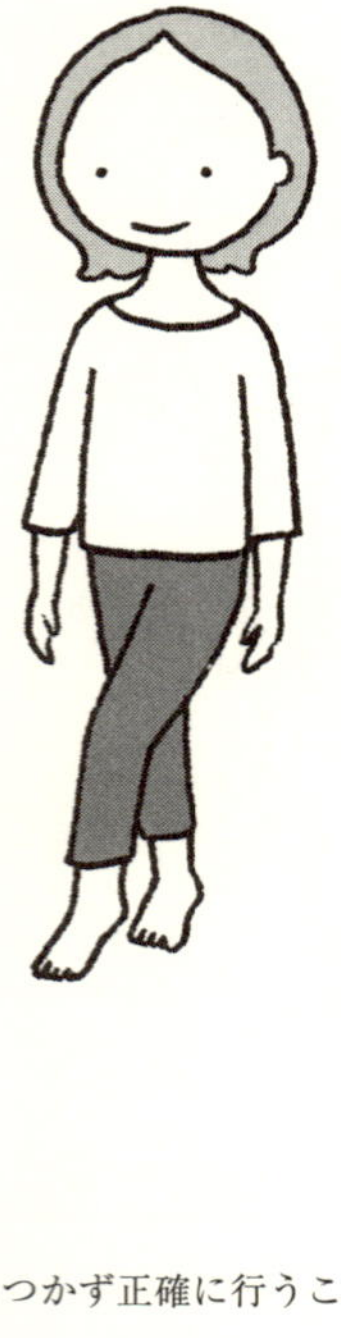

自分から見た足の運び方

できるだけ、つま先とかかとをつける。
家の中では素足で行う。
足の指一本一本を意識しながらバランスをとること。
「後」が難しい人は、前だけでも OK。

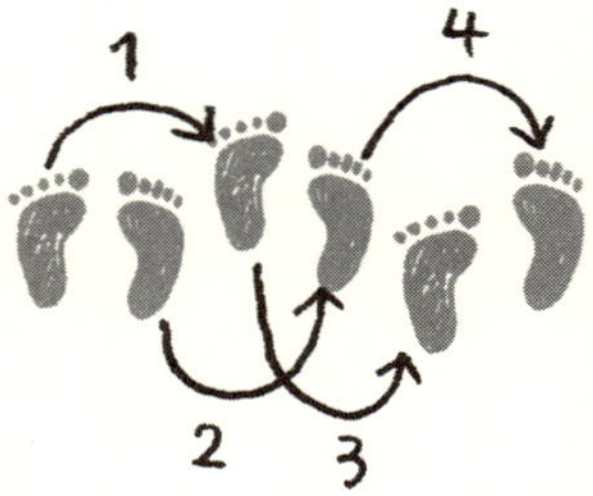

注意 両方とも、速さは重要ではなく、ふらつかず正確に行うことが大事。
転びそうで不安な方や初めて行う方は、必ず壁など支えがあるところで行うこと。
転倒予防のエクササイズで転倒・骨折をきたすことがないように。

たとえば、テレビのＣＭの間（30秒〜1分間）、
かかしのようにふらつかずにじっと立っていられますか？

③ ザ・かかし（開眼での片脚立ち）

目は前でも足元でも、どこを見ても OK。
腕の上げ方は自由。真横でも、手を腰にあててもかまわない。
足の上げ方も自由。

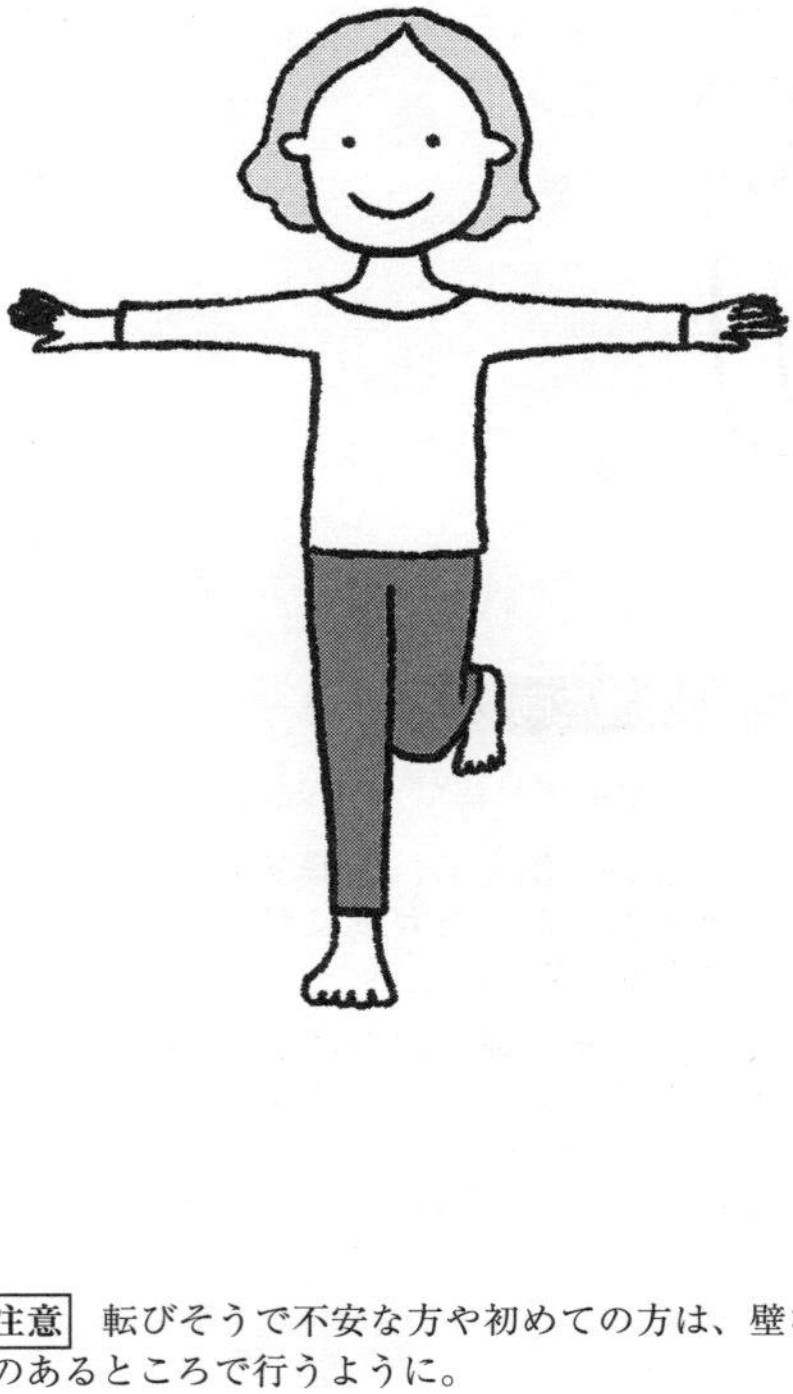

注意　転びそうで不安な方や初めての方は、壁など支えのあるところで行うように。

④ ザ・ぺったんこ
（電車やバスの中で立ったままふらつかない）

電車・バスなどの中で座らずに、立ったままでバランスをとります。よく子どもがしている遊び。からだを倒そうとする力が働いている中でのバランス訓練という意味で、高度な訓練になります。

足を一歩出さず（ステップせず）、両足の裏をつけたままの姿勢で、とっさの一歩（ステップ）を出すことなく、1駅分（約2、3分）立っていられますか？

何回のステップで1駅分持ちこたえられますか？

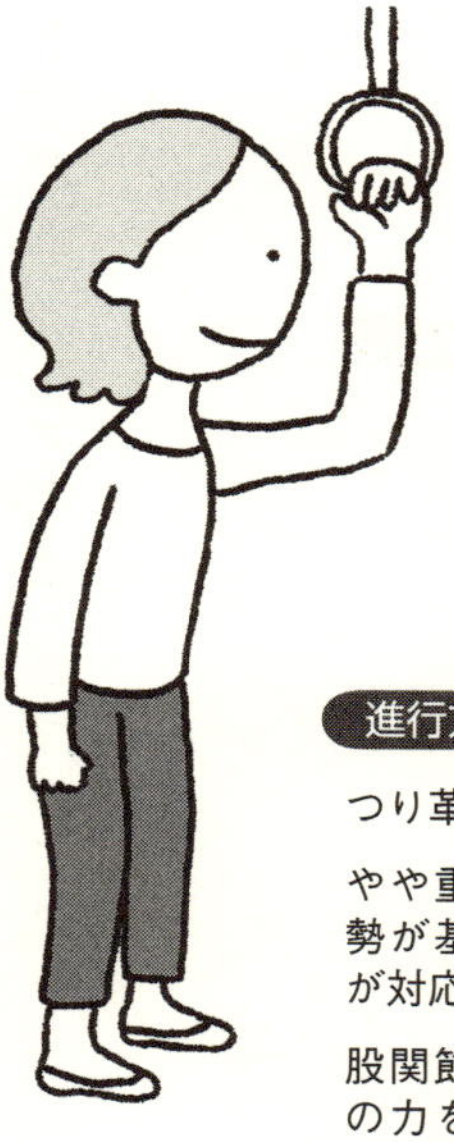

進行方向を向いて立つ

つり革や手すりにつかまる。

やや重心を低くし、前傾気味の姿勢が基本（からだが前に傾くほうが対応しやすい）。

股関節・膝関節・足関節のまわりの力を緩めて、揺れに柔軟に対処できるようにする。
必要に応じて足の指に力を入れる。

注意 つり革や手すりにつかまっていても、無理をしすぎると転ぶので要注意。

(5) じゃんけん遊び

子どもの頃、何かを決める時には、必ずと言ってよいほど、じゃんけんをしました。「グー（石）」「チョキ（ハサミ）」「パー（紙）」の三つで勝ち負けを決める単純な動作ですが、これを手指、足指、からだ全体で行い、しかも後出しも組み入れて遊ぶのです。

からだ全体を使ってのじゃんけん遊び「ボディじゃんけん」は、「目で見て、脳で判断して何を出すかを決定し、手足に指示を出して手足を動かす」ので、頭とからだ両方の訓練になります。大きく声もいっしょに出しながら、試してみましょう（図15）。ボディじゃんけんのうち、後出しじゃんけん、特に後出しで負ける動作は、普段のルールと違うことを頭とからだを使って行うことにより、結構難しく、その分、思わず笑いが出ることも多くあります。

また、足指じゃんけんは、お風呂に入っている時などに、一人で両足を見ながら「グー」「チョキ」「パー」と足指で作ってみましょう。日頃、靴の中にあってあまり動かさない足指を使うことで、足全体の刺激になります。

図15 じゃんけん遊び

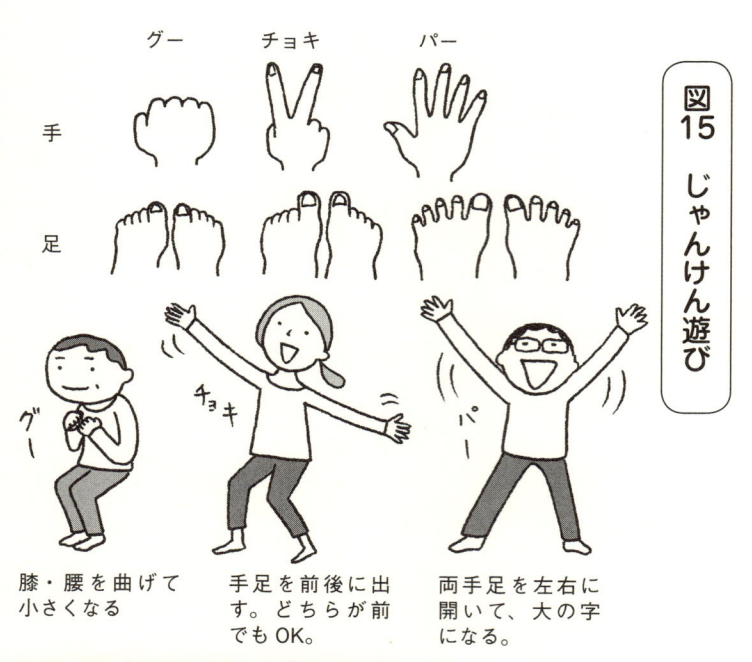

膝・腰を曲げて小さくなる

手足を前後に出す。どちらが前でもOK。

両手足を左右に開いて、大の字になる。

二人で遊ぶ「後出しボディじゃんけん」

まず一人が出す。
もう一人は、相手が出したものに負ける（勝つ）ように、すばやく出す。

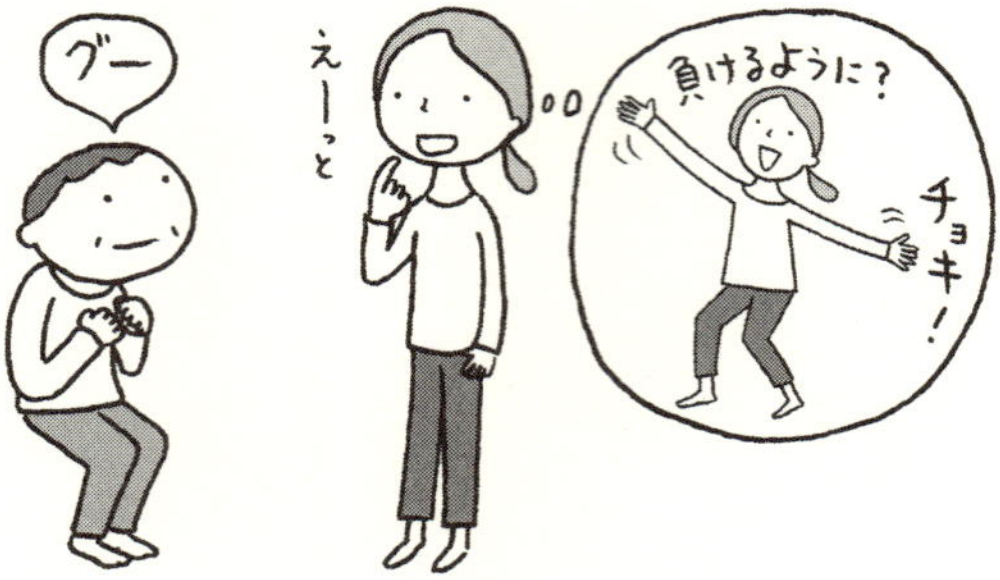

(6) リズム体操

音楽に合わせて、様々な振り付けを組み入れて行うリズム体操は、皆で楽しくファッショナブルに行えるため、安全で永く続けられ、心身への効果も得られるお薦めのプログラムです。

特に、私たちのグループが作成した昭和の名曲 美空ひばりさんの唄う「川の流れのように」（作詞：秋本 康、作曲：見岳 章）に合わせて行う、太極拳の要素を入れたリズム体操は、全国に紹介されて、人気のプログラムです。

太極拳の動作には、次のような特徴や効果があります。

① 頭で動きをイメージするため、色々な運動を正確に行う訓練になること。

② 立って行うため、体重の負荷により足腰を鍛える効果があること。

③ 前後左右に重心を移動しながら方向転換をするため、日常生活の移動時のバランス訓練になること。

④ 頭、視線、腕、脚を音楽に合わせて同時に動かすため、全身を調和して動かす訓練になること。

⑤　中腰姿勢で行うため、腰まわりや太ももの筋肉を鍛える効果があること。

実際の振り付けの中で、特に重要な動きのポイントを図16に示します。

一番人気の「川の流れのように」や二番人気の「涙そうそう」の曲に合わせた全体の振り付けは、次の冊子や書籍の付録のＤＶＤで確認できます。

- 『転倒予防のための太極拳リズム体操』（身体教育医学研究所うんなん）
- 『ここまでできる高齢者の転倒予防』（日本看護協会出版会）
- 『転倒予防らくらく実践ガイド』（学研マーケティング）

図16　リズム体操の太極拳風の動作のポイント

左右の動き

重心を左右に移動させる

1　両手を肩の高さまで横に上げ、少しずつ左足に重心を移す。
2　移動し終わったら右足を寄せて片足立ち。
3　左右に開いて下ろし、右足へ重心を移動する。

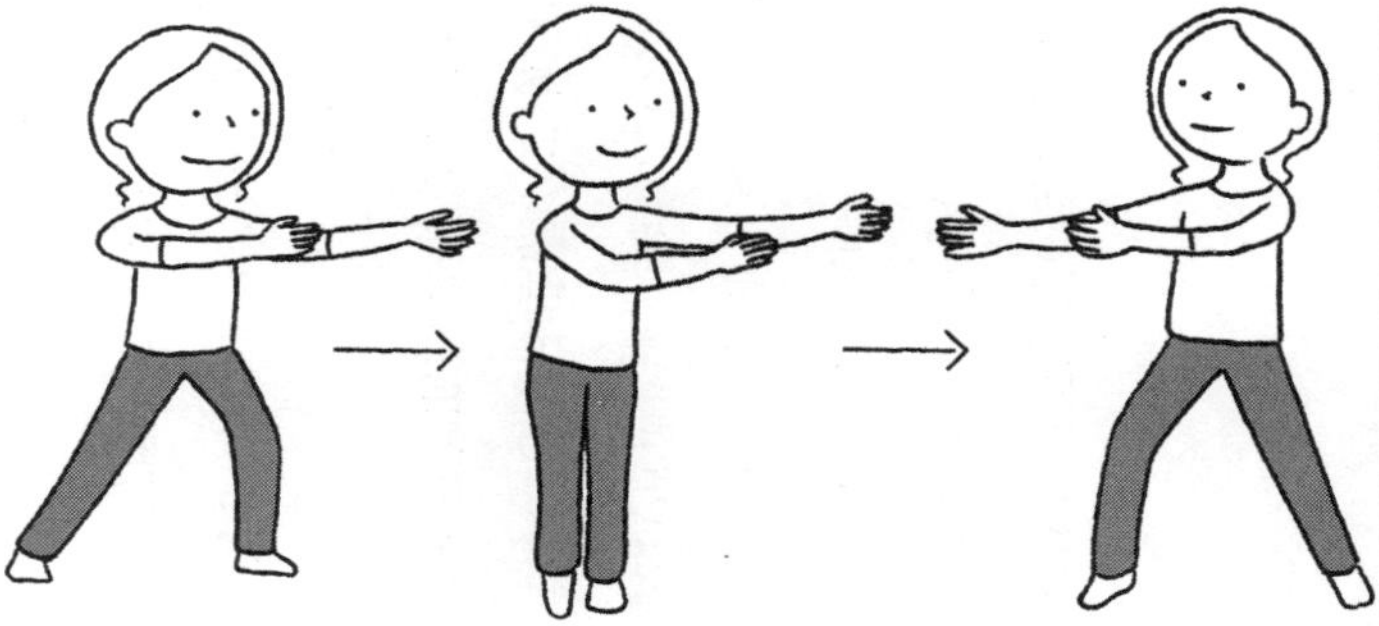

前後の動き

重心を前後に移動させる

1　後ろ足に体重をあずけて前のつま先を上げる。
2　大きな玉を押し出すように重心を前に移動。
3　ゆっくりと両手を胸のほうに引きながら重心を後ろ足に移動。

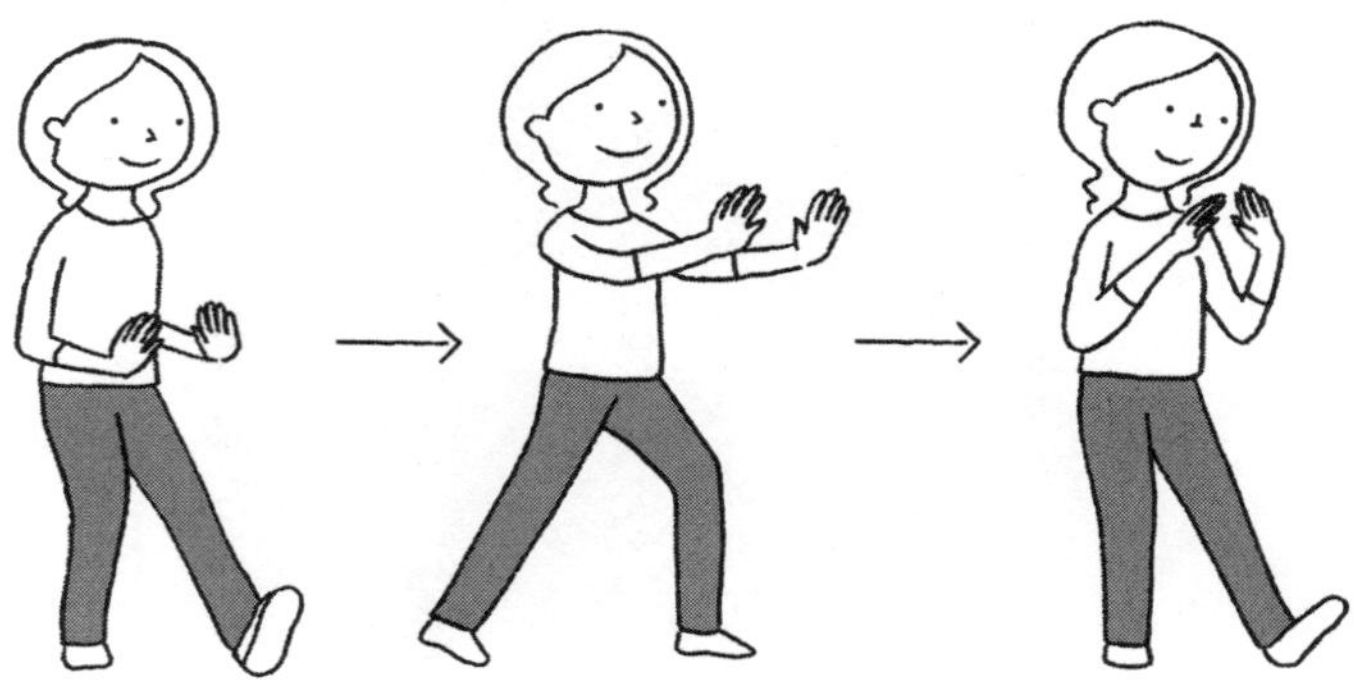

（7）マイ・エクササイズ

転倒予防に最も効果的な運動は、バランス訓練を含む複合プログラムです。したがって、これまでに示してきたような色々な運動を組み合わせて、無理なく楽しく続けることが大切です。

その中でも自分が好きで自然に楽しく永く続けられる「マイ・エクササイズ」があれば、さらに楽しく転倒予防のエクササイズを続けることができます。

それは、ラジオ体操（第一ラジオ体操、第二ラジオ体操、みんなの体操）、フラダンス、社交ダンス、チャチャチャ、日本舞踊、フラメンコダンス、バレエ、YOSAKOIソーランなど様々なプログラムを選ぶことができます。一つのことを永くでも、いくつかのことを交互にでも良く、それぞれのマイ・エクササイズを持ち、それを通して新しい仲間づくりができるのも、新たな楽しみでしょう。

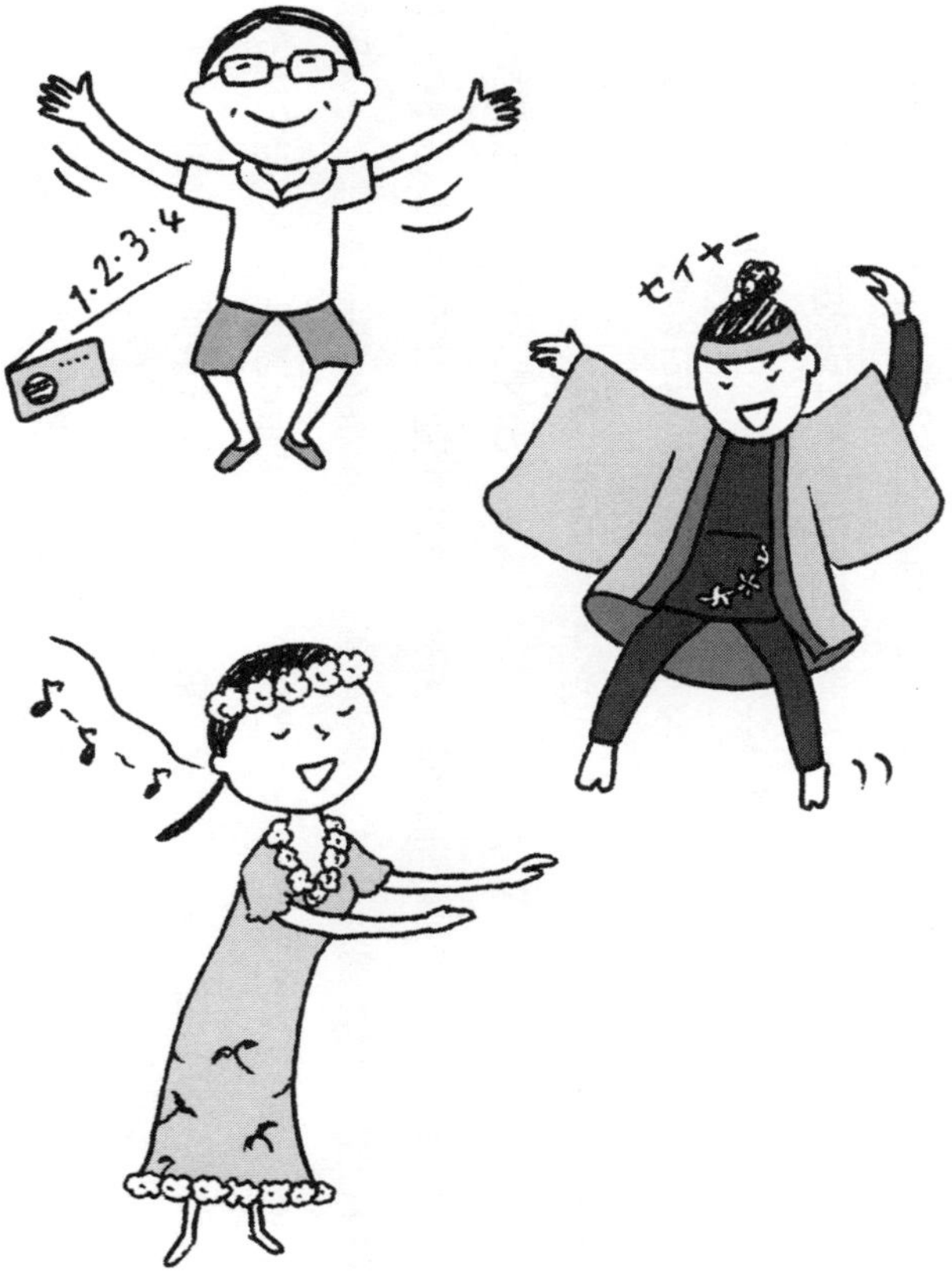
1・2・3・4
セイヤー

4. 足の裏の感性を磨こう

ヒトは、足の裏で、床面や地面の微妙な材質、凹凸、高さ、傾斜の変化を感知して足の動きや足の運び方、姿勢を自然にうまく調節しながら歩いています。生まれつき手が不自由な人が訓練により足を使って食事をする、文字を書くなどの日常生活動作を行うことができるようになる例もあり、本来、足は手と同じくらいの鋭敏な感覚とたくみな運動機能を有しているのです。

ところが現代社会においては、子どもの頃から足は靴下や靴によっておおわれており、足裏が本来持っているはずの機能を十分に発達できないまま大人になってしまいます。足指を力強く使う生活をしなければ足全体の筋肉も発達しませんし、足のタテとヨコの二つのアーチも形成が不十分となります。

では、日々の生活の中で、足裏の感性を磨くにはどうしたらよいのでしょうか。

(1) 裸足《はだし》になる

まず、日頃から時々はだしになって直に畳や板の間、カーペットなどの上に立って、その感触を知るようにします。外でも旅行やレクリエーションで公園や海、川などに行ったら、海岸の砂浜、芝生、川床などに立つのもいいでしょう。

元々ヒトは、原始の時代には大地の上をはだしで駆けめぐり、狩猟や農耕によって生活を成り立たせていました。おそらく原始人の足は、鋭敏な感知機能とたくましい運動能力を有していたことでしょう。

いつも靴の中に閉じ込められている現代人の足の機能は、原始人の足に比べればはるかに衰えていますが、それでも時々は、はだしになることで、感覚と運動の両面の刺激を与えることは必要です。

(2) 鼻緒ものを履く

いつも靴下、靴、サンダル、スリッパの中に足と足指を閉じ込めるのではなく、時には足袋や五本指の靴下や草履《ぞうり》、下駄、ビーチサンダルを活用するようにしましょう。

家の中でビーチサンダルやいぐさでこしらえた草履などをスリッパの代わりに使うのも、結構便利です。ちょっとした外出、ベランダや庭での作業などにも有用です。

こうした鼻緒ものを履きこなしているうちに、自然に足指をしっかり使い、足の裏の感性を磨くことにつながるのです。

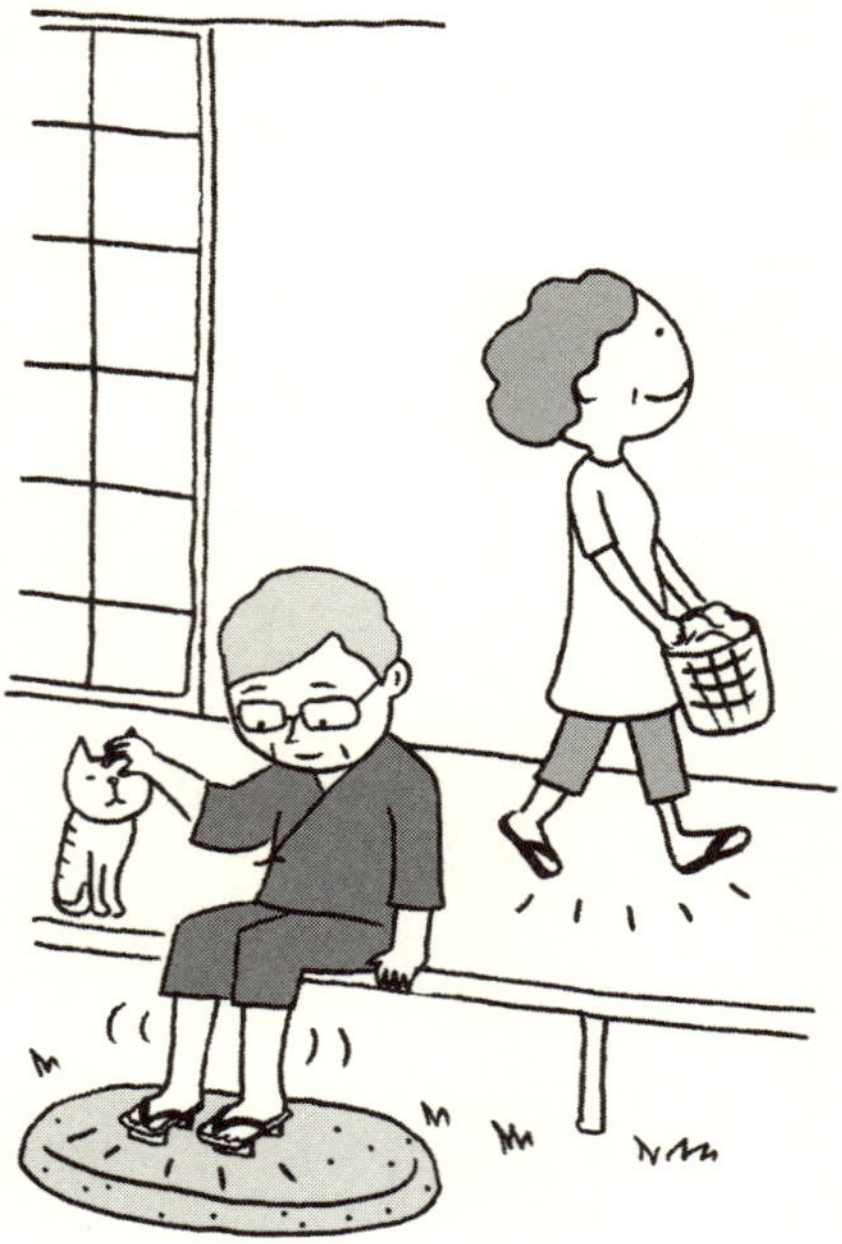

(3) 足指じゃんけん

前にも「じゃんけん遊び」のところで述べましたが、足指を使って「グー」「チョキ」「パー」を出す遊びや訓練をすることで、足指そして足全体、足裏の感性と力を保ったり、向上することができます。

(4) 足に合った靴を履く

転倒予防の基本は、何と言ってもしっかり歩くことです。そのためには、歩きやすい服装とともに、足に合った靴を履くことが大切です。もし靴が足に合っていなければ、しっかり歩けないばかりか、足のケガ・故障をきたしたり、転ぶことになってしまいます。

靴は本来、足を保護しその機能を高めるものが望ましいのですが、からだへの影響や機能よりもデザインを重視したものが多く作られているのが現状です。女性に外反《がいはん》母趾《ぼし》が多いのも、先細のヒールの高い靴など足の形や大きさに合わない窮屈な靴を長時間履いていることが大きな要因でしょう。

足には、タテとヨコの2つのアーチがあり、体重を支えています。足部の筋肉や靭帯がしっかりしていればこのアーチも高く保たれ足の働きも強くなりますが、アーチが下がってくると足が疲れやすくなり開張足や偏平足《へんぺい》、外反母趾《がいはんぼし》などを引き起こし、転びやすくなります。

足にあった靴を見つけるポイントとしては、その日その時の足の状態に合わせ靴ヒモで足の甲が固定できる、つま先に足指が動かせるゆとりがある、足が地面につく時にかかとをしっかり支えてくれる、足指の付け根で曲がり足裏の筋肉を疲れさせない、靴底に適度な硬さと弾力がある、などがあげられます。

変形してしまった弱った足のタテ・ヨコのアーチをしっかり支え機能を高めるには、中敷きをうまく使い足のアーチを本来のよい状態に近づけていくことも必要です。

5. もっと、こまめに水を飲もう

(1) 水は生命の源

人のからだは１００兆個を超える細胞からつくられています。その細胞の85％は水ですから、からだのほとんどは水でできていることになります。人の体重の６割から７割が水です。血液の83％が水で、脳の76％、ものを見るための網膜《もうまく》の92％が水です。硬い骨でさえも22％は水分です。つまり、人のからだは骨と筋肉でできているように見えますが、実は水でできていると言っても過言ではないのです。

「水は生命の源」であり、細胞のかたまりである胃や腸などの臓器に血液が酸素と栄養を運び、臓器が普通に動くために水はなくてはならないのです。また体温を一定に保ち、体調を維持するためにも水は極めて重要です。

人は水と睡眠をしっかりとっていれば、たとえ食べ物を食べなかったとしても、２～３週間は生きられますが、水を一滴も摂らなければ４～５日で命を落とすことになります。

そして水分が不足している、脱水状態の時は、からだの変調をきたしやすく、結果転びやすい状態を生み出すのです。

(2) あと2杯

成人の場合、1日に発汗や排泄、呼吸などで約2500mlの水分を体外に排出するので、人が生きるのに必要な1日の水の量は約2500mlと言われています。これに対して私たちは、1日の食事で約1000mlの水を補っています。また、からだの中で食べ物を分解してエネルギーに変える時に化学反応によって代謝水と呼ばれる水分を1日300~350ml作っています。つまり食事と代謝水で1300mlですから、あと1200mlの水を飲めば必要な水分を確保できるのです。

ということは、500mlのペットボトルにして2、3本の水を飲む必要があります。ですから、起床時やスポーツの前後・途中、入浴の前後、飲酒中とその前後、夜トイレに行った後など、こまめに水を飲むことが大切なのです。

実際に今○○ml飲んだなどと、しっかり記憶しているのは難しいので、「あと2杯!」と覚えます。「目覚めに1杯、寝る前に1杯」。それを基本として、こまめに水を飲む習慣をつけるようにしましょう。

（3）アルコール、コーヒー、紅茶、緑茶を飲むなら…

ゴルフやテニスなどでしっかり汗をかいた後に、冷たいビールを飲み、「ノドを潤す」のは最高の楽しみと言う人は多いでしょう。しかし、要注意です。アルコールには利尿作用があり、ビール10杯飲んだら、11杯分の尿が出ます。つまり10％増しの水分が外に出ることになります。ノドを潤すどころか、ビールを飲めば飲むほど、脱水傾向を生み出すことになりかねません。

したがって、ビールなどアルコールを多く飲んだ後には、水をよく飲んで補ってやることが大切です。そうしないと、運動・スポーツ後の汗による水分喪失に加えてアルコール利尿でさらに拍車をかけ、血液の流れが緩やかになり、血液のかたまった血栓ができて、脳梗塞、心筋梗塞、一過性脳虚血発作などを生ずることもあります。

そこまでの重大事態に至らないにしても、からだの機能が衰弱・低下して転びやすくなることは十分あり得ます。

アルコールの他、コーヒー、紅茶、緑茶にも利尿作用があるので、それらをよく飲む人は、ただの水もよく飲むように心がけた方が良いでしょう。

（4）自ら健康に、水から健康に

転倒予防の観点から、こまめに水をよく飲むことはとても大切です。それは人のからだの運動機能、感覚機能が円滑に働くためにも、動脈硬化を基盤とした脳神経系、心血管系の重大事故を防ぐためにも必要な養生訓です。

私は、「健康のため水を飲もう」推進運動（厚生労働省健康局水道課後援）の委員長を務め、こまめに水を飲むことで、健康を増進し、病気や事故を予防しようという社会啓発活動を続けています。

こまめによく水を飲みましょう。

「自ら健康に　水から健康に！」

第4章

転倒予防に役立つ最新グッズ10

～頼りきらずに、上手に使う～

1. 転ばぬ先の「杖」には使い方がある

昔より、「転ばぬ先の杖」と言って、転ぶ前に、杖をうまく使うことがすすめられています。

古くは、『古事記』に、ヤマトタケルの杖の話があります。東征から大和への帰り道、伊吹山の神との戦いで病に倒れ、弱ったからだで剣を杖代わりに急な坂を登ったとされるのが、杖衝坂《つえつきざか》という三重県四日市市采女にある東海道の坂です（左ページ）。ちなみに、「吾足如三重勾而甚疲」（わがあしは　みえのまがりのごとくして　はなはだつかれたり）から、三重県の名前の由来とされています。

この杖衝坂を、江戸時代に、俳聖 松尾芭蕉が通りました。江戸から伊賀に帰る途中、馬に乗ってこの急な坂にさしかかったところ、馬の鞍と共に落馬してしまい、早速詠んだ俳句が、「徒行《かち》ならば　杖衝坂を落馬かな」と季語のない句を残しています。ヤマトタケルにならって杖を突いて登らなかったことを悔やんでいるように思えます。

このように、杖を支えにして歩くことは、古今東西、転ばぬ先の知恵として、広く伝えられています。

一方、これだけの歴史のある杖ですが、実は、間違った使い方をしている例がたくさんあるのです。その**最大の間違いが、杖をつく側を間違っている**ことです。

「今、右脚が急にひどく痛くなったとします。ここに杖がありますが、どちら側に突くのが良いでしょうか？　痛んでいる右脚と同じ右側でしょうか？　痛くない方の脚の左側でしょうか？」と言う質問を、一般市民の講演会の折には、必ずすることにしています。会場全員に手を挙げて回答してもらうのですが、正解の人は多くて6割、少ない場合は3割くらいなのです。

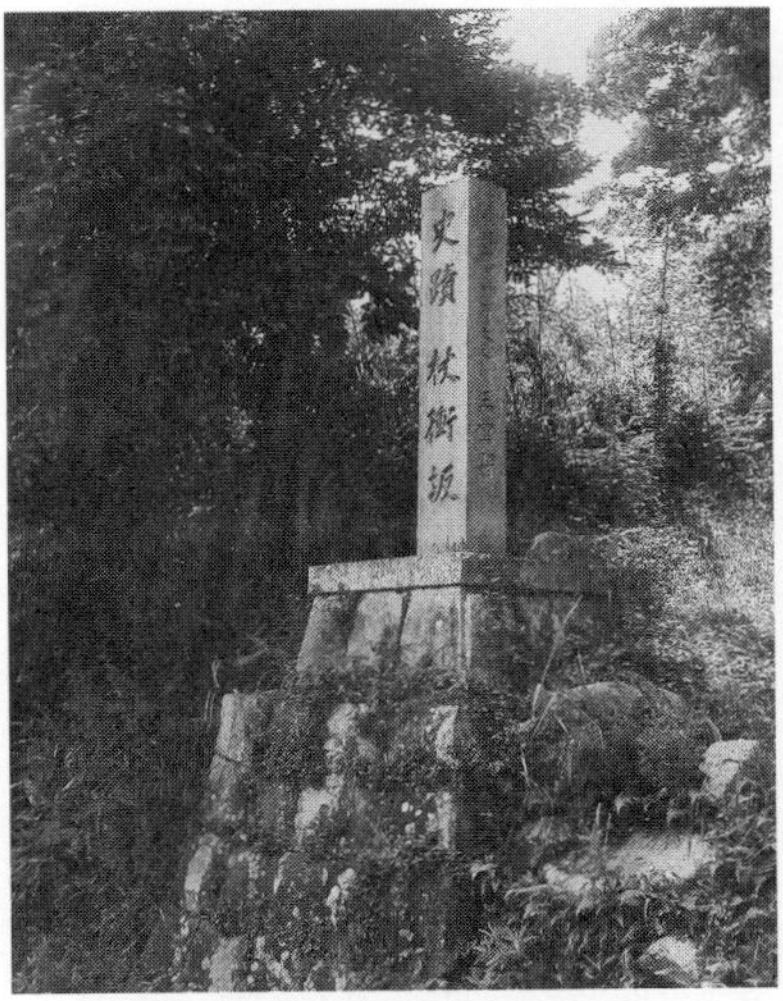

（写真提供：林史朗氏）

正しくは、痛んだ脚と反対側の左側に突くのです。痛くない脚には、全体重をかけてよいのですが、痛い脚、弱った脚を杖で補ってやるために杖を突くのですから、痛んだ脚と杖を同時に出して、体重を分散させるのが正しい杖の突き方です。

今や、おしゃれでハンディーな杖が世の中にたくさん出回ってきて、一種のファッショングッズのように普及してきました。かつてのように、杖に対する否定的、消極的なイメージは、随分と減少してきたようです。

しかし、モノは正しく使ってこそ初めて価値があります。この最古のかつ最良の転倒予防グッズである杖についての正しい突き方こそ、今の最新情報なのです。

2. つまずき防止の強～い味方「くつ下」

高齢者に限らず、すり足で歩くクセのある人は、つま先でつまずいて転びやすいのです。靴の先端がこすれているのは、そのような歩き方の証しです。

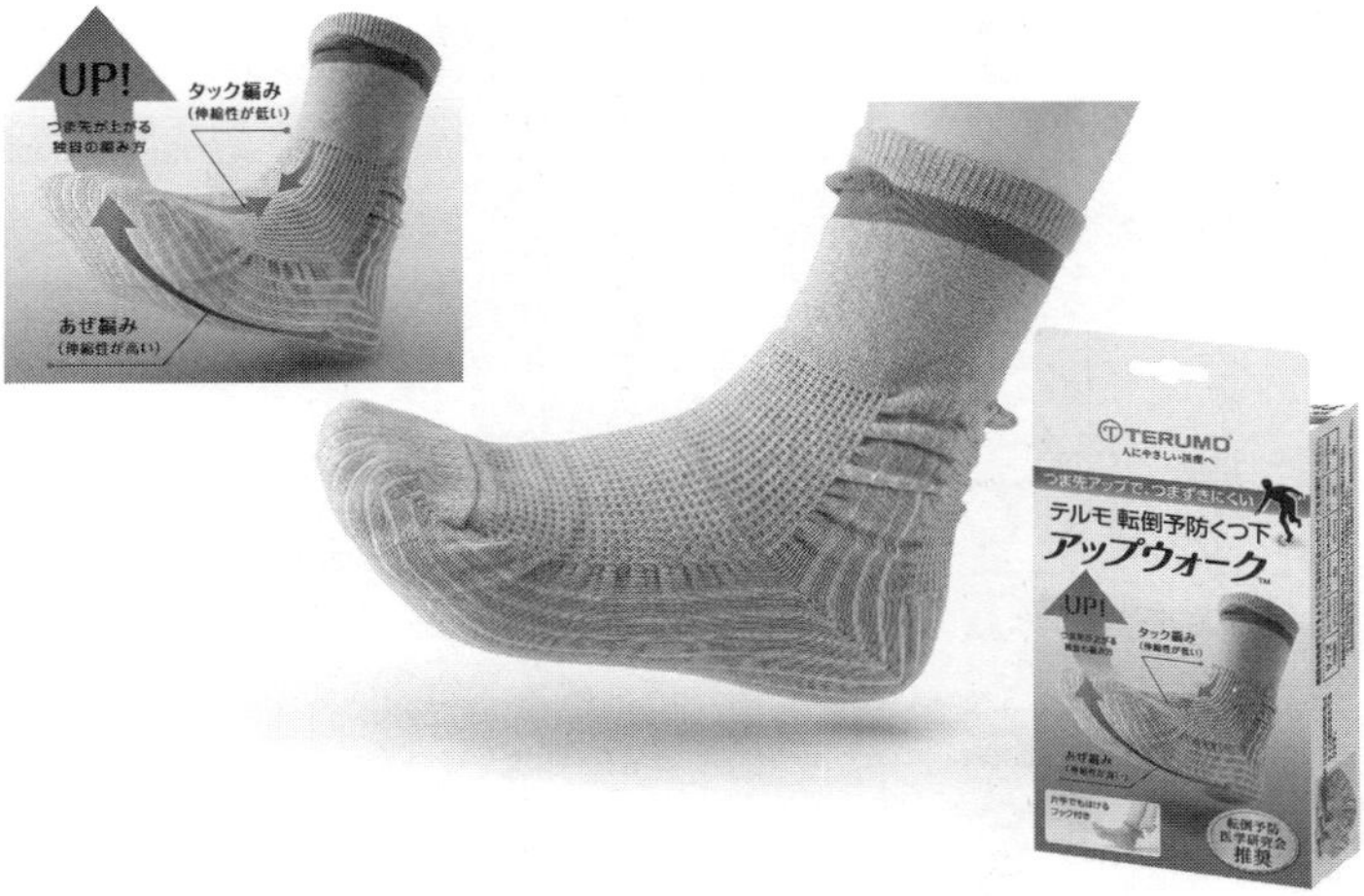

特に高齢者では、屋内でも屋外でも、すり足チョコチョコ歩きのために、つまずいて転び、大ケガをすることが少なくありません。

そこで、つま先をしっかり上げることを意識づけようとして、工夫・開発されたのが、「転倒予防くつ下」です（商品名『アップウォーク』テルモ（株）、転倒予防医学研究会推奨）。

このくつ下をはくと、魔法のように、誰でもつま先を上げて歩くようになり、つまずくこともなく、転ぶことも大ケガをすることもない…ということではありません。

特殊な編み方をしてあるこのくつ下をは

くことで、つま先を引き上げられることから、それまでとは違って、日々つま先を上げることを意識して、しっかり歩く、またぐ、昇って降りる移動動作をしてもらおうという願いが込められているのです。

意識が変われば行動が変わる、行動が変われば生活が変わる。生活が変われば人生が変わる、ということを想定しているのです。

このくつ下の他にも、手袋と同じような五本指のくつ下も有用です。靴をはいても足指をしっかり使う意識を保ち、足の裏の感性を磨きつつしっかり歩行しようというものです。

3.「帽子」で転倒ぼうし

オートバイや自転車に乗る時にヘルメットをかぶるのは、万一転倒した場合に頭を強打しても重篤なケガに至らないようにという配慮からです。これと同様に、普通に屋外を歩いていて、思いがけずに転倒、転落、墜落という事態に陥るリスクは、いつでも誰にでもあるものです。

歩行のためにいつもヘルメットをかぶっている人はいませんが、もし帽子をかぶっていれば、それが転んだ時の頭への衝撃を和らげてくれることは間違いありません。しかもその帽子の中に、衝撃吸収素材がインナーに組み込まれていれば、その効果はさらに低下します。

特に冬の寒冷地域を歩く際には、ほとんど全面氷のように凍って同じ路面を歩かなければなりません。

万一転んだ時に頭を強打することを想定して、こうしたインナー付きの帽子をかぶっていれば、頭の大ケガをかなり防ぐことができるはずです。私はこうした帽子のことを「転倒ぼうし（防止と帽子を懸けた言葉）」と呼んでいます。

4. 足元を甘く見ないための「メガネ」

日本で最初にメガネを使ったのは、徳川家康という話があります。265年間もの長きにわたり続いた徳川幕府の礎を築いただけあって、先の見通しがきいた人物なのでしょう。

今や街中にメガネをしている人があふれ、実に多種類でファッション性に富んだメガネを楽しむ人が増えました。一人で何種類ものメガネを持っている人も決して珍しくありません。

しかし、メガネは、ファッションであると同時に大切な転倒予防グッズなのです。目が悪いのに、ガマンをしてメガネを使わずに暮らしていたり、かけているメガネが視力と合わなかったりすれば、屋内外を普通に歩く、またぐ、昇って降りる時に、遠近感が狂って、誤って階段を踏み外したり、障害物をまたぎそこなったり、坂道の傾斜の度合いを見誤ったりして、転んでケガすることになってしまいます。

仕事のためのメガネの選択の場合には、近くにある物がよく見えるように選びますが、日常生活では、道路を歩く、駅のプラットフォームと電車の隙間をまたぐ、階段や坂を昇って降りるなどの移動動作を日々行うのです。

したがって、仕事やファッションの観点からばかりでなく、しっかり移動でき、転倒予防に結びつくための大切な用具としてのメガネの効用も忘れずにいたいものです。

5. 筋肉のために「栄養補助食品」を上手に使う

転びやすいからだの特徴は、第一に筋力が弱いこと、第二にバランス能力が弱いことです。第一の筋力については、筋量が保たれ、日常的に適度な運動が続けられれば保たれます。ただし、筋肉にとってバランスの良い食事が基本です。

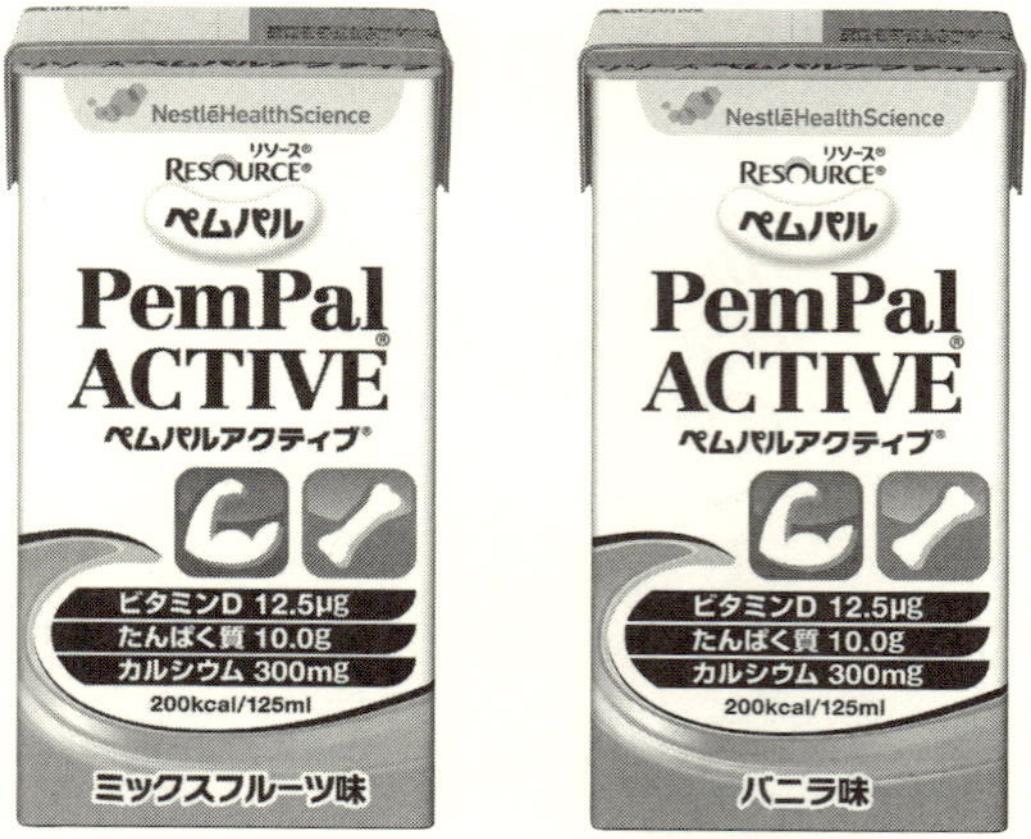

高齢者、特に一人で生活している高齢者や介護福祉施設に入所している高齢者の中には、食事・栄養が質的にも量的にもバランス良く取られていない例が決して珍しくありません。

しかも、日常的に適度な運動という筋肉への刺激もなく、加えて日光にもほとんど当たらない日々を過ごしている例があり、またそうなれば筋肉は細くなり衰え、転びやすい状態が持続するばかりでなく、月日が経つにつれて、状況が悪化するばかりとなってしまいます。

そのような場合、タンパク質とビタミンDとカルシウムを含む栄養補助食品をうまく活用しつつ、日常生活でしっかりからだを動かしたり、時に外に出て日光を浴びて散歩し、皮膚でビタミンＤを作ることを促すというような、積極的な転倒・骨折予防生活への切り換えをすることができます。

商品名『ペムパルアクティブ』（ネスレ日本株式会社・ヘルスサイエンスカンパニー、転倒予防医学研究会推奨）は、そうした理論に基づきつつ、高齢者の転倒予防への希望を注ぎ込んだ栄養補助食品の一つです。

6．転倒の衝撃をやわらげる「衝撃吸収フロア」

道路・床面などの素材について、転倒予防の観点からは、転びにくい素材の特性と転んでからだをぶつけても大ケガをさせない素材の特性とがあります。

衝撃吸収フロアは、後者に属するもので、たとえば建物屋内の通路で、万一つまずいたり、滑ったりして転んで、手を突く、尻もちをつく、肩を打つ、頭を打つ、股関節部・腰部を打つような状況があったとしても、その衝撃を少しでも緩和できる特色と機能を持つ床面という意味です（商品名『ネクシオ』：（株）ノダ、転倒予防医学研究会推奨）。

これで、すべての転倒・転落などによる大ケガを予防できるわけではありませんが、そうした工夫・配慮への意識と努力が形となったものと評価できます。

7．骨折予防に「ヒッププロテクター」

高齢者の転倒・骨折で最も大きな問題は、側方に転んで股関節の側面（大転子《だいてんし》部）を強打して、大腿骨《だいたいこつ》近位部（特に内側の大腿骨頸部骨折）をきたすことです。

入院・手術が必要で治療期間も長く、寝たきり、要介護の主要な原因の一つとされている重篤な骨折です。

この骨折を防ぐために、転びにくいからだづくりのための生活習慣を続けることが大切なのは言うまでもありません。

一方、すでにかなり虚弱で、転びやすい状態が続いている高齢者については、万一転んでも股関節の衝撃を緩和するためのヒップ・プロテクターが有用と期待されてきました。

そうしたプロテクターは短い期間は確かに身に付けられても、「面倒だ」「違和感がある」「洗うのが厄介」「おしゃれとはほど遠い」などの理由から、必ずしも長い期間装着されず、結果として、その効果はわかっていても普及できない現実がありました。

そうした経緯を踏まえて、転倒時の緩衝《かんしょう》吸収機能があり、かつおしゃれで違和感がなく、手入れも面倒でないヒッププロテクターも開発されるようになりました（商品名『マモリーナ』（株）テルモ：写真次ページ上、『カネカ ヒッププロテクター』（株）カネカ、いずれも転倒予防医学研究会推奨：写真次ページ下）。

主に虚弱高齢者を対象としていますが、大切なことはこうした商品も、うまく活用しつつも、転びにくいからだづくりのための生活習慣の改善への努力を怠らないことです。

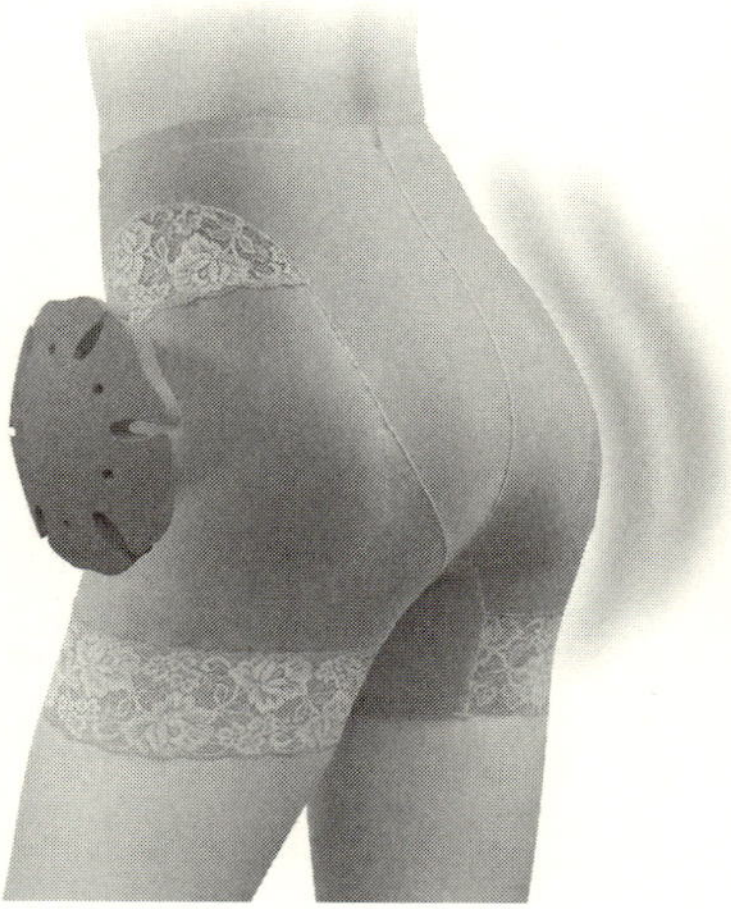

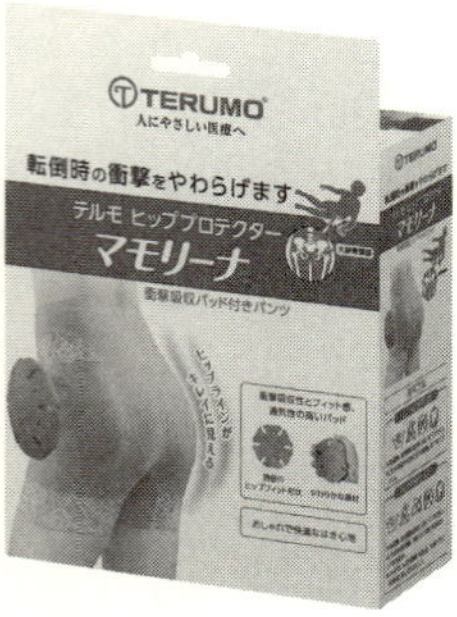
TERUMO
人にやさしい医療へ
転倒時の衝撃をやわらげます
テルモ ヒッププロテクター
マモリーナ
衝撃吸収パッド付きパンツ

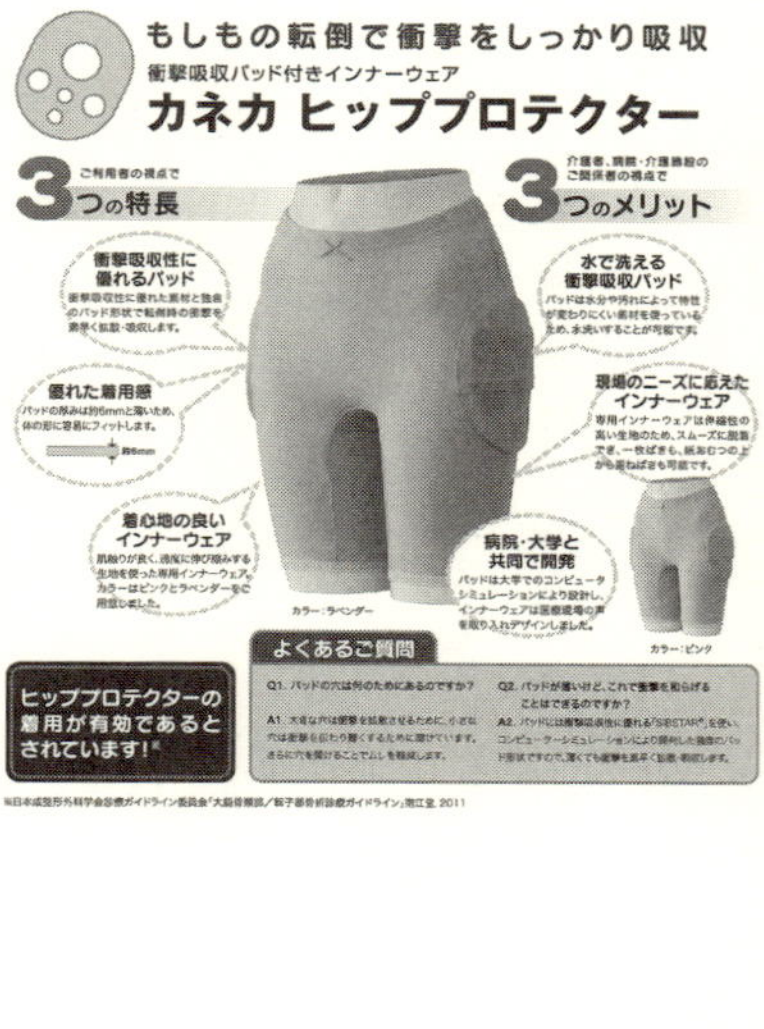
もしもの転倒で衝撃をしっかり吸収
衝撃吸収パッド付きインナーウェア
カネカ ヒッププロテクター
3つの特長
3つのメリット
衝撃吸収性に優れるパッド
優れた着用感
着心地の良いインナーウェア
水で洗える衝撃吸収パッド
現場のニーズに応えたインナーウェア
病院・大学と共同で開発
パッドは大学でのコンピュータシミュレーションにより設計し、インナーウェアは医療現場の声を取り入れデザインしました。
カラー：ラベンダー
カラー：ピンク
よくあるご質問
ヒッププロテクターの着用が有効であるとされています！※

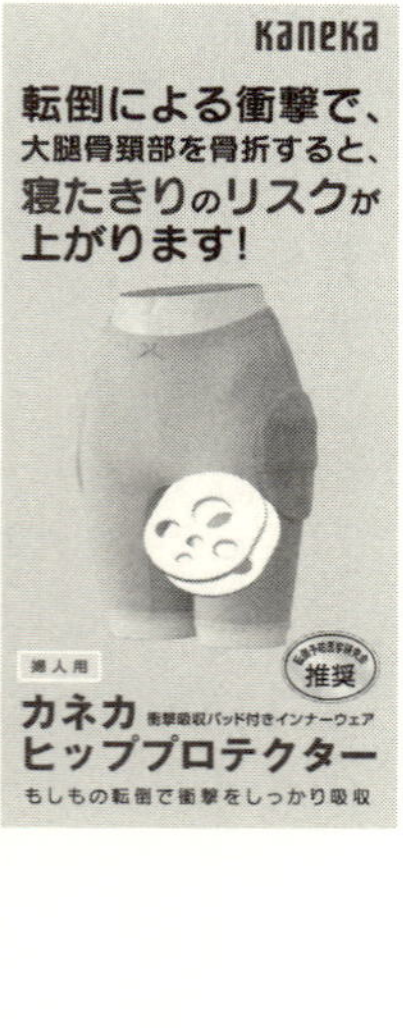
Kaneka
転倒による衝撃で、
大腿骨頸部を骨折すると、
寝たきりのリスクが
上がります！
推奨
カネカ 衝撃吸収パッド付きインナーウェア
ヒッププロテクター
もしもの転倒で衝撃をしっかり吸収

8．はきやすく脱ぎやすい「パンツオムツ」

要支援・要介護などの状態で、立って歩くことができる高齢者の排泄ケアのため、パンツオムツを用いることが一般的です。その場合の課題の一つとして、パンツオムツの着脱、例えばトイレでの上げ下ろしに際して、からだがふらつき、転倒のリスクが生じることがあります。

したがって、高齢者にとって、はきやすく、脱ぎやすく、しかもふらつきにくく、転びにくいパンツオムツが望まれていたのです。

そこで、新たに開発されたパンツオムツは、高齢者のからだの形状と筋力に合わせて、作られています。

つまり、高齢者のお腹のでっぱりやお尻のたるみ、弱くなった筋力を前提として、ウエスト部にギャザーを工夫し、はき上げる時に、からだに引っかからずスルッとは

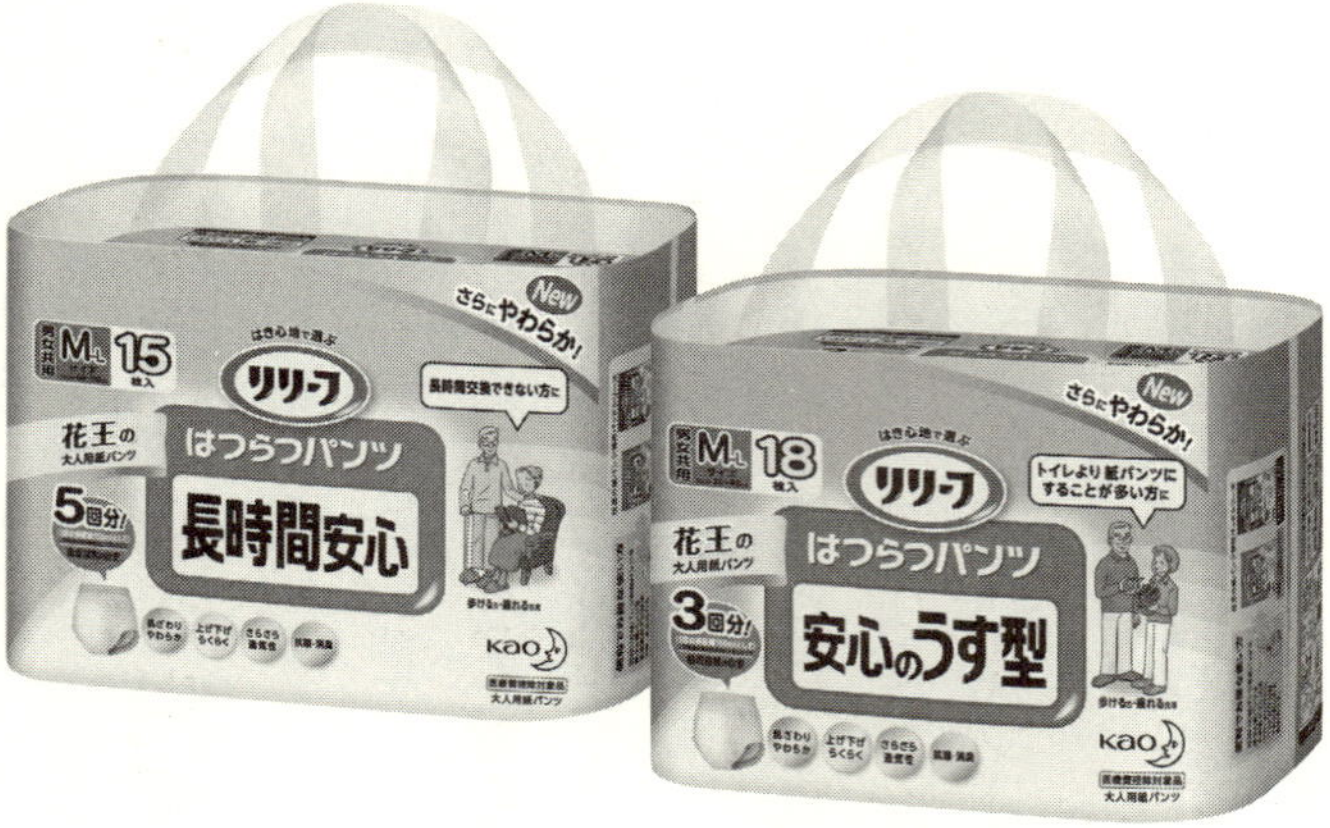

けて脱げ、あまり力を必要としない、しかも、着脱に際してからだの重心が大きく揺れずにふらつきも小さいという特徴のあるものです（商品名『リリーフ　はつらつ　パンツ』／花王（株）、転倒予防医学研究会推奨）。

　このパンツオムツをはけば、誰でもふらつきもなく転ばないわけではありません。また、こうしたグッズを活用しつつ、筋力やバランス能力、自立生活能力が向上するような生活習慣の改善やリハビリテーションプログラムが必要なことは言うまでもありません。

９．高齢者の「転倒検知ペンダント」

高齢者が一人で暮らしていて、自宅で転ぶ、屋外を歩いていて転ぶ、病院に入院・あるいは介護福祉施設に入所していて一人で行動していて転ぶなどの場合に、誰かが早く気づいてくれて助けてくれれば、迅速に適切な対応がとれ、重篤な状況に至ることを防ぐことができます。

24時間、３６５日、緊急事態が起きた時には、即時対応して、専門スタッフや協力者が駆けつけてくれれば安心です。しかも、転倒を検知して作動してくれるサポートシステムであればなおさらです。

首にかけたペンダントにより、高齢者の転倒を即座に検知し、その情報が安心サポートセンターに通知され、その人の事前情報に基づいた連絡を受けた協力者が駆けつけたり必要に応じて救急車の出動が要請されたりするという、新たな転倒検知サポー

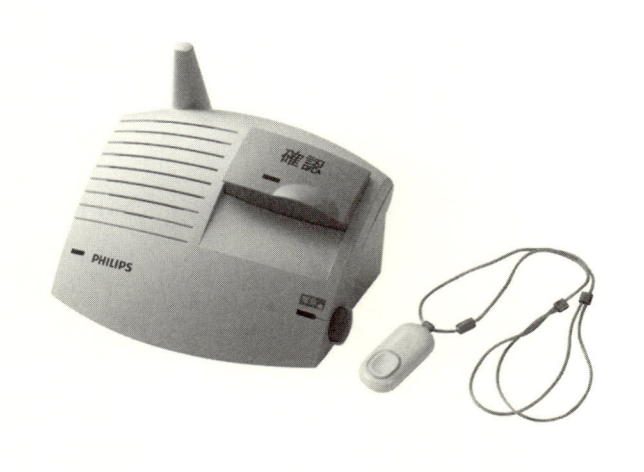

トシステムが開発されました（商品名『フィリップス緊急通話サービス』、フィリップス・レスピロニクス合同会社、転倒予防医学研究会推奨）。

こうしたＩＴ、科学技術を活用した転倒予防・骨折予防などに関わる新たなシステムは今後、一層進化することでしょう。ただし機械に頼りすぎるのではなく、人と人との関係や絆を大切にした生活づくり、街づくりに、目配りすることも大切だと思います。

10.「シルバーカー」間違いだらけの使い方

シルバーカーは、高齢者が外出する際、歩行の補助や品物の運搬、休憩に用いるために開発された車です。昔の高齢者がよく使っていた手押し車のような形をしています。それを使う主な対象は、自立歩行が可能な高齢者です。

ところが、虚弱な高齢者が「シルバーカーに頼ればいい」と誤解して、シルバーカーを使って外出すると、シルバーカーに体重を預ける形で移動し、元々脚力やバランス能力が弱っているため、特にわずかな段差、溝、視覚障害者誘導用ブロック（点字ブロック）などの凹凸を通過する際に、つまずいたり、バランスを崩して、からだを支えきれずにシルバーカーごと転倒する事故が起きるのです。

国民生活センターには、そうした転倒事故での打撲、骨折、損傷などの大ケガをした70代から80代の女性高齢者の事例が寄せられています。シルバーカーは普段一人で歩行できる人が、あくまで補助のために使うものです。一人で十分歩けない虚弱な高齢者が、杖と同じように、移動の補助に使うものでないことを銘記すべきでしょう。

もう一つの誤解は、「ショッピングカート」との混同です。見た目の概観や形はよく似ていますが、元々の用途が違います。ハンドルや座席の安定性、構造の強度がシルバーカーの基準を満たしていないのです。シルバーカーと同じつもりで使えば、当然、つまずいたりバランスを崩す危険性は高くあります。

歩行補助車としてのシルバーカーは有用ですが、その選び方と使い方には、注意が必要です。

したがって、新たにシルバーカーを購入するつもりで間違ってショッピングカートを入手することのないよう、販売する人にしっかり確認して、おしゃれで機能的なシルバーカーをうまく活用できるように留意しましょう。

第5章

人生で転ばないために

~いくつになっても元気な人の
気構え・心構え~

いくつになっても転ばないためのコツは、何でしょう。これまで述べてきた5つの生活習慣を身につけて、それらを続けることが大切です。でも、もっと大切なことは、本当に転んでしまったり、転んでケガをしてしまった時に、どのようにふるまい、どのようにそれを乗り越えていくかという気構えではないでしょうか。

「七転び八起き」精神を忘れない

私たちが企画・運営した日本初の東京厚生年金病院での元祖「転倒予防教室」（1997年12月〜2009年12月の12年間）に、ヒロインの女性高齢者（東京・世田谷区在住）がいました。当時82才で、のべ5回の骨折、2回の手術を経験して大腿骨頸部骨折後、杖を突いてこの教室に入りました。

娘さんの指導・支援・協力のおかげもあって、しっかり訓練の成果が現れ、歩く速度は2倍になり、杖を忘れるまでに元気になり、おしゃれをして銀座に出かけるのを楽しみにするくらい回復しました。

明るく前向きな姿勢とユーモアとウィットを大事にする自称「骨折のプロ」は、私たちに様々なことを教えてくれました。

からだが病んでも、脚の骨を折っても、心を転ばせたり折ってはいけない、前向きに生きる希望と意欲を忘れないで、人生を歩もうという気構えでした。

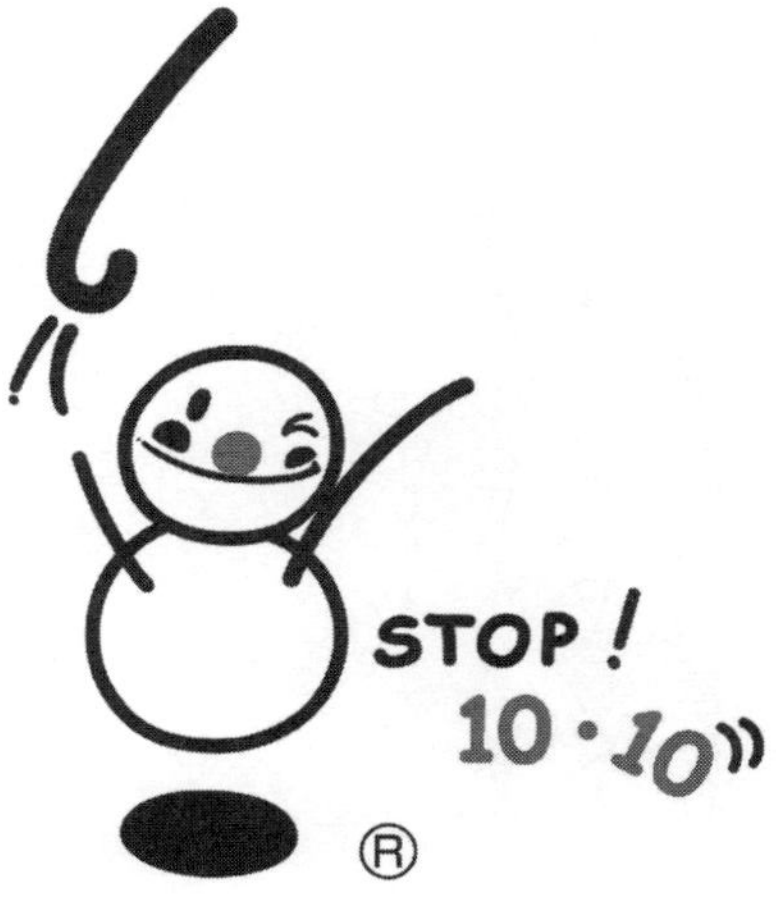

その「すみちゃん」をモデルに、転倒予防のイメージキャラクターは生まれました。最初は一本の杖を持っていた雪だるまが、今は杖を放り投げるくらい元気で、ジャンプもできるワよ！　というコンセプトです。この絵にｓｔｏｐ10（テン）10（トウ）を付け加えて、転倒予防の教育啓発活動に役立てています。
本物のすみちゃんは、残念ながら某日

逝去されましたが、彼女の「人生七転び八起き」「人生の転倒予防」の気構えは、今も伝え続けられています。

相田みつを（1924〜1991）の作品にも、人生の転倒予防の極意のような言葉がいくつもあります。

・「つまずいたっていいじゃないか　人間だもの」

・「七転八起　つまずいたり　転んだりするほうが　自然なんだな　人間だもの」

失敗と挫折について、やさしく大らかに見守ろうという人間讃歌の言葉です。

「スポーツは人生の縮図」と言われ、スポーツ界ではよく知られています。元々は運動生理学者の朝比奈一男氏の論文の中の言葉ですが、スポーツは喜怒哀楽、勝敗、成功失敗など、人生で経験するほとんどのことを体験することができる。その意味で「人生の縮図」というものです。

その中でも「負けること、失敗すること、悲しいあるいは悔しい思いをすること、努力してうまくいかないことなどの体験」が大切であり、それらの体験があって、次の工夫・努力が導かれ、ついには勝利、成功、喜び、感動に結びつくのでしょう。

一流のスポーツ人の多くは、最初から勝利者ではなく、成功者でもなく、当初は敗者、失敗者、挫折者であり、そのつらい苦しい思い、悔しい思いを日々の汗と涙で乗り越えて、現在の立場にいるのでしょう。米大リーグ、ヤンキースのイチロー外野手(39)が2013年8月21日、日米通算4000本安打を達成しました。「4000安打を打つためには、8000回以上も悔しい思いをした」の言葉が印象的でした。

歌謡曲の世界には、人生の応援歌と呼ばれる演歌、援歌と称される歌が数多くあります。「いっぽんどっこの唄」で一世を風靡した水前寺清子さんの「どうどうどっこの唄」(作詞：星野哲郎、作曲：安藤 実親)があります。その一番の歌詞には「・・・すべる　ころがる　立ち上がる　歩く　たおれる　また起きる・・・」とあり、まさしく、人生七転び八起きを歌う、「人生の転倒予防の唄」と言ってよい内容です。

かつて、子どもの頃、この唄に合わせて、人気絶頂だったクレイジーキャッツの面々が舞台上で、すべる、ころがる、立ち上がる、歩く、たおれる、また起きるを演じたテレビ番組を観たことがあります。抱腹絶倒、まさしく七転八倒、爆笑したことを今も覚えています。

「陽はまた昇る」「やまない雨はない」「ピンチのあとにチャンスあり」「人間万事塞翁が馬」「禍福はあざなえる縄の如し」「涙のあとには虹も出る」（テレビドラマ「水戸黄門」の主題歌「ああ人生に涙あり」作詞：山上路夫、作曲：木下忠司）などなど、いろいろな言葉が語り継がれているように、古今東西、いつの時代もどこの世界でも、七転び八起きの気構えが大切と思います。

からだを動かし、心を動かす

人のからだは、使ってないとダメになります。動かなければ動けなくなります。歩かなければ歩けなくなります。

古代ギリシャの哲学者アリストテレスは、「ライフ　イズ　モーション」という言葉を残しています。当時はラテン語で書かれたものでしょうが、「生きていることは動いていることだ」と訳すのでしょう。あるいは「生命は…」「生活は…」「人生は…」

と訳しても良いかもしれません。

私は当初、この「モーション」はからだを動かすこととらえていました。しかし、転倒予防の活動を続け、いろいろな人々と出会い、語り合うなどをつみ重ねていくうちに、この「モーション」はからだの動きだけでなく、心の動きのことをも示していると考えるようになりました。

つまり「からだを動かし心を動かす」「からだが動けば心が動く」「心が動けばからだが動く」ということをすべて包み込んで「ライフ　イズ　モーション」と表現しているように思います。

心が動く、すなわち感動する感銘するという営み、感性が研ぎ澄まされていることが、人生をより深いものにしてくれるのでしょう。

人生で転ばないために、からだを動かし、心を動かす、そのことを意識して日々を送ることが健やかで心豊かな実りある人生に結びつくものと信じています。

付録

1．転倒予防カルタ

転倒予防カルタについて大切と思われることを、やさしくわかりやすく、おもしろく伝えるために、転倒予防医学研究会では、「転倒予防カルタ」を制作しました（2008年）。毎日新聞社の協力・支援を得て、全国公募したところ、1272もの句が集まりました。中にはお一人で48句すべてを作った方もいらっしゃいました。

それらの中から選びだしたものに、新たな句も加えていろは48の句が決まりました。詠み札の裏には、句の内容を補足する「転倒予防ポイント」を設け、転倒予防に効果的な歩き方や日常生活の注意点、手軽な訓練方法などを紹介しています。

また、著名人3名の方から、以下のような推薦のお言葉をいただきました。

水谷 八重子さん
『うっかりしていたり
　すっかり忘れていたり
　　注意・用心を思いだす
　　　一日一度のカルタ取り』

永 六輔さん
『転倒で三回骨折
　手も動かせないのに推薦文だって・・・』

阿木 燿子さん
『何事も楽しく遊びながら
　覚えると　身につくもの
　　蘊蓄の深い言葉を噛みしめて
　　　転倒予防を！』

当初は、エーザイ（株）の協賛により、教育資材として、無償で全国に提供していましたが、今は左記の形で販売するようにしました。

『転倒予防いろはかるた』転倒予防医学研究会企画・監修、日本看護協会出版会、2012年。

■詠み句一覧

寝たきりを招く骨折　転んで起きる　転ばぬ先の杖と知恵

い	命の水を大切に
ろ	廊下にも　足下照らす電気点け
は	はき物は　足の形とサイズに合わせ
に	日光はビタミンDの製造器　骨は丈夫に筋肉しっかり
ほ	ほらあるよ　そこに段差が　気をつけて
へ	部屋の中　すっきり片づけ　つまずき予防
と	とんとんと　降りる階段　油断せず

ち	近くても つっかけはかず 靴はいて
り	両手にハナより片手に杖を
ぬ	濡れ落ち葉 妻の散歩におつきあい
る	留守居役 電話がなってもあわてずに
を	「をや」という 名選手でさえ老化で転倒 「いわんや」私は用心用心
わ	和式の生活見直そう 気付かぬうちに バランス訓練
か	片足立ちを意識する
よ	夜トイレ ゆっくりあせらず 落ち着いて
た	畳でも すべる つまずく 危険がひそむ
れ	レンコンのようにならない骨づくり
そ	掃除機も からだづくりの健康法 ゴミ出し おつかい フトン上げ
つ	つかってないとさびてくる さびたらなかなか うごかない
ね	ねんねんころり（ＮＮＫ）にならないために 転倒防いでピンピンコロリ
な	何もないバリアフリーの落とし穴 使わぬ足腰 衰え転倒
ら	楽をして からだの弱り 進めまい
む	無理なく楽しく30年

う	ウォーキング　手を上げ　顔上げ　足あげて
ゐ	ゐい骨を　つくるためには　ビタミンK
の	脳トレに　足腰使って一石二鳥
お	お風呂場は　すべるところの代名詞　注意ひとつで　良い加減
く	クスリには　効果もあればリスクあり　数が増えれば　要注意
や	やわらかな筋肉・関節つくりに　ストレッチ
ま	マンホール　フタがぬれるとすべるもと　雨の日には　ゆっくりと
け	健脚度　転ばぬ先の　自己チェック　歩く　またぐ　昇って降りる
ふ	ふとんでも　つまずく人って　多いのよ
こ	転んでも起きればいいや
え	エコなれど　階段灯は番外さ
て	転倒はからだの衰えのサインなり
あ	足の先大事にしよう　爪も見て
さ	歳々年々　人同じからず
き	きれいな人　見とれてないで　前見てね
ゆ	ゆるゆるスリッパ危険度アップ

め	めくれている　敷物あぶない　転ぶもと
み	見た目より　段差は高いぞ　足あげよう
し	四季感じ　歩く楽しみ　目に耳に
ゑ	笑顔こそ　転ばぬ先の杖なりき
ひ	膝と腰　しっかり伸ばせば転ばぬ姿勢
も	もう遅い　いやこれからだ　転ばぬ体操
せ	席探す前に　まずつかまろう　バスの中
す	すぐ拭こう　床の水ぬれ　大きなリスク
ん	んんと　足指踏ん張り　大地を歩く

カルタを読む、取る、新たな句を作る。塗り絵をするなど、様々な形で頭もからだも心も使って、転倒予防に結びつけ、まとめた楽しい遊びとなっています。

2．転倒予防川柳

転倒予防医学研究会が平成23（2011）年より始めた事業で、全国公募で転倒予防に関わる川柳を集め、その中から優秀な句を選考し、秋に行う研究集会の折に表彰するものです。

毎回、面白く、ちょっとひねりの効いた句がたくさん寄せられますが、川柳という形の優れた日本の文化の良さも改めて知ることもできました。

平成23（2011）年入選作品（38名、94作品より選考）

大賞 口先の　元気に　足が追いつかず（埼玉県　掛川 二葉）

☆敏捷の　記憶が　足をもつれさせ（愛知県　八木 航）

佳作 ☆意地を捨て　転ばぬ先の　杖を持つ（東京都　酒井 具視）

☆外出は　余裕を持って　杖持って（奈良県　脇本 啓子）

平成24年（2012）年　入選作品（235名、601作品より選考）

大賞

コケるのは　ギャグだけにして　お父さん（兵庫県　奥田　明美）

佳作

☆ばあさんや　用心に手を　つなごうか（神奈川県　福島　敏朗）

☆足からの　老化気付かぬ　口達者（東京都　信原　聡）

☆杖持とう　説得までに　骨が折れ（兵庫県　あまの雀）

☆つまづきは　老化知らせる　SOS（神奈川県　福島　敏朗）

あとがき

77冊目の著作を、無事完成させることができました。青春出版社グループより丁寧な書簡で、転倒予防に関する書籍の企画のお申し出をいただいたのが平成24（2012）年10月30日でした。その頃、転倒予防に関する別の書籍（岩波新書『転倒予防―転ばぬ先の杖と知恵』平成25（2013）年6月20日発売）の執筆作業が始まっていたこと等もあり、しばらく時間をいただくことにしました。

当初の企画趣旨の内容には、「100歳になっても転ばない。50歳からのエクササイズ」に象徴されるように、中年期から適切な運動を継続することで、誰にでもいつかはやってくる老年期に転倒・骨折・要介護の状況に至ることのないような、わかりやすくてためになる表現・構成の本が期待されていました。

転倒は、肥満、高脂血症、高血圧などと同様に生活習慣病の一つであり、生活習慣を工夫・改善すれば、かなりの割合で、それを予防することができると考えられます。したがって、運動・エクササイズを主体としつつも、主眼となる生活習慣を5つに焦って編集・構成がなされました。

本格的な医学書、学術図書とは違い、ちょうど病院の外来で患者さんやその家族に、説明するように、あるいは市民向けの講演やテレビ・ラジオで解説するように「むずかしいことをやさしく、やさしいことをふかく、ふかいことをおもしろく」(井上ひさし)伝えるように、様々な工夫をこらしたつもりです。

本書が、中年以上の人々ばかりでなく、いずれ中高年になる今元気一杯の20代、30代の方々にも愛読され、社会の健康づくりに役立つことを希望しています。

企画・編集の労をとっていただいた青春出版社グループ・プライム涌光編集部の手島智子さんと武田友美さん並びにたくさんの難しい注文に答えて、軽やかで魅力的なイラストを描いて下さった坂木浩子さんに厚く御礼申し上げます。

またこの度も、数多くの資料の調査・収集・整理と共に集中的な執筆・構成作業の補佐をしていただいた学校法人日本体育大学・日体大総合研究所の金子(因)えり子さんに感謝致します。

平成25(2013)年9月

武藤芳照

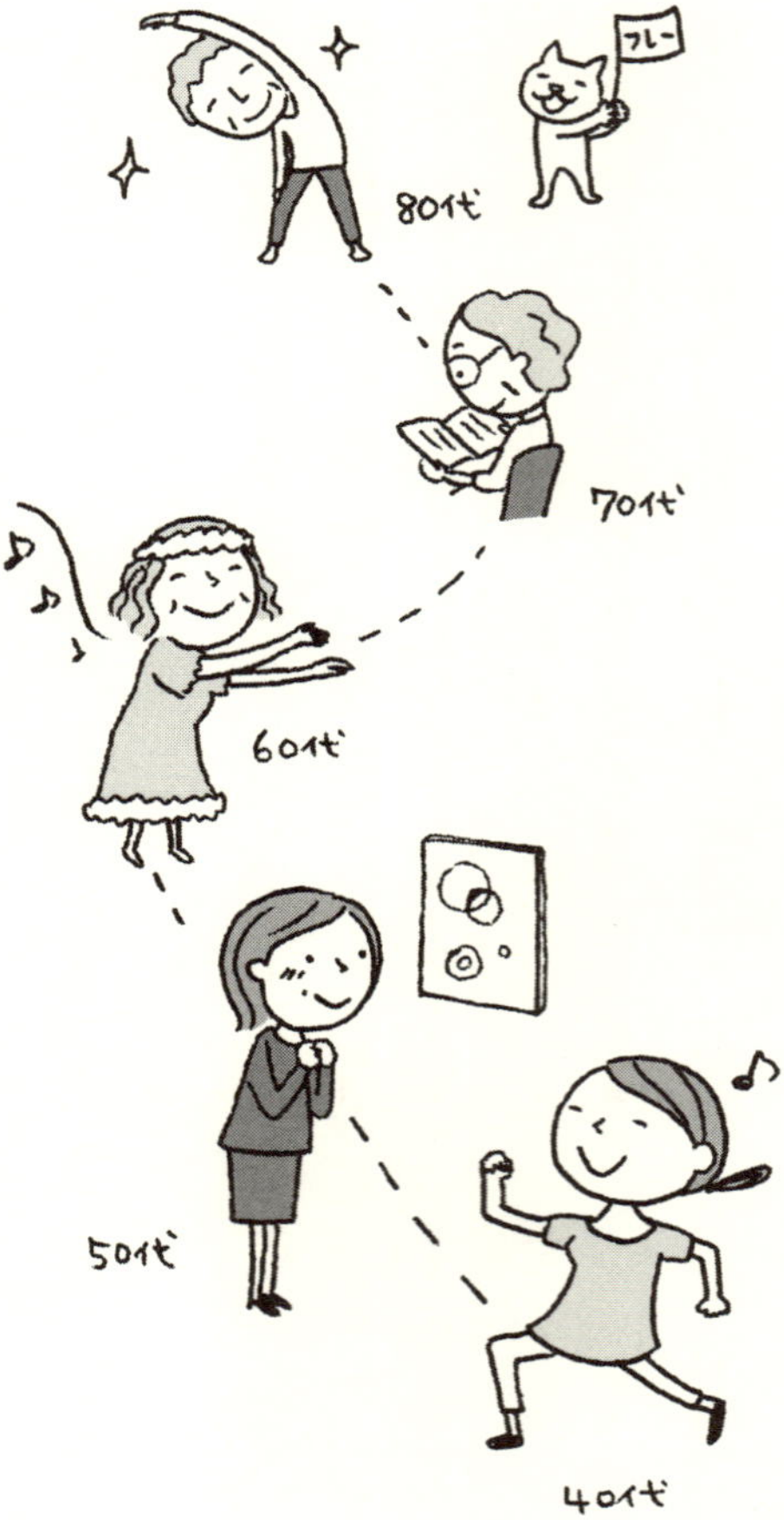
フレー
80代
70代
60代
50代
40代

著者紹介

武藤芳照　1950年生まれ。1975年名古屋大学医学部卒業。東京厚生年金病院整形外科医長、東京大学教育学部長、同大学副学長などを歴任。ロサンゼルス、ソウル、バルセロナ五輪、水泳日本代表チームドクター、国際水泳連盟医事委員なども務めた。２０１３年４月より、学校法人日本体育大学日体大総合研究所所長、東京大学名誉教授、転倒予防医学研究会世話人代表。専攻はスポーツ医学、身体教育学。『転倒予防―転ばぬ先の杖と知恵』（岩波書店）ほか著書多数。本書は、将来、寝たきりにならず一生自分の足で生きていくために、高齢者ばかりでなく働き盛りの世代からの転倒予防の方法を具体的にまとめた。

JASRAC出1311696-301

いくつになっても「転《ころ》ばない」5つの習慣《しゅうかん》

2013年10月15日　第１刷

著　　者　武《む》藤《とう》芳《よし》照《てる》
発 行 者　小澤源太郎

責任編集　株式会社　プライム涌光
電話　編集部　03(3203)2850

発 行 所　株式会社　青春出版社
東京都新宿区若松町12番１号　〒162-0056
振替番号　00190-7-98602
電話　営業部　03(3207)1916

印　刷　共同印刷　　製　本　大口製本

万一、落丁、乱丁がありました節は、お取りかえします。

ISBN978-4-413-03901-7 C0077